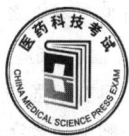

2025 国家执业药师职业资格考试

考前预测6套卷

4套摸底预测卷 + 2套线上预测卷（图书封底扫码获取）

药学专业知识（一）

预测试卷

主　编　邹梅娟

副主编　王　芳　　夏明钰　　欧阳敬平

编　者　（按姓氏笔画排序）

王　芳　　朴洪宇　　邹梅娟

欧阳敬平　夏明钰

中国健康传媒集团 ·北京

中国医药科技出版社

内 容 提 要

  本书为"国家执业药师职业资格考试考前预测 6 套卷"之一。由长期从事国家执业药师职业资格考试命题研究的专家、讲师紧紧围绕新版国家执业药师职业资格考试大纲和指南精心编撰而成，共含 6 套模拟试卷，4 套纸质摸底预测卷和 2 套线上冲刺预测卷。题目考点覆盖面广，出题角度多样，具有很强的针对性；答案编排便于查找，解析全面答疑解惑，利于考生"身临其境"，有效备考。随书附赠配套数字化资源，包括历年真题、考生手册、思维导图、高频考点、飞升上岸修炼计划等，使考生复习更加高效、便捷。本书适合备战 2025 国家执业药师职业资格考试的考生使用。

图书在版编目（CIP）数据

  药学专业知识(一) ／ 邹梅娟主编. -- 北京：中
国医药科技出版社，2025. 6. --（2025 国家执业药师职
业资格考试考前预测 6 套卷）. -- ISBN 978-7-5214-5008-
8

  Ⅰ. R9-44

  中国国家版本馆 CIP 数据核字第 2025K758K8 号

美术编辑 陈君杞
责任编辑 刘孟瑞
版式设计 友全图文

出版 **中国健康传媒集团** | 中国医药科技出版社
地址 北京市海淀区文慧园北路甲 22 号
邮编 100082
电话 发行：010 - 62227427 邮购：010 - 62236938
网址 www. cmstp. com
规格 $787 \times 1092 mm$ $\frac{1}{16}$
印张 $6 \frac{1}{2}$
字数 162 千字
版次 2025 年 6 月第 1 版
印次 2025 年 6 月第 1 次印刷
印刷 大厂回族自治县彩虹印刷有限公司
经销 全国各地新华书店
书号 ISBN 978-7-5214-5008-8
定价 **19. 00 元**

获取新书信息、投稿、
为图书纠错，请扫码
联系我们。

数字资源编委会

目录
CONTENTS

预测试卷（一）

（考试时间90分钟）

题型	最佳选择题	配伍选择题	综合分析选择题	多项选择题	总分
题分	40	45	10	5	100
得分					

一、最佳选择题（共40题，每题1分，每题的备选项中，只有1个最符合题意）

1. 镇痛药吗啡来源于
   A. 植物
   B. 动物
   C. 微生物的代谢产物
   D. 天然配体
   E. 现有药物的改造

2. 药物剂型按形态学分类，除固体剂型、半固体剂型、液体剂型外，还包括
   A. 微粒剂型
   B. 浸出制剂
   C. 无菌制剂
   D. 气体剂型
   E. 缓释制剂

3. 不属于药品包装材料、容器使用性能检查的项目是
   A. 确认材料的特性
   B. 重金属
   C. 水蒸气透过量
   D. 微生物限度
   E. 释放度

4. 药物分子受光线辐射作用使分子活化而产生分解，与温度无关，而药物结构与光敏感性有一定的关系，下列药物中光敏性最强的是
   A. 氯丙嗪
   B. 硝普钠
   C. 维生素 B_2
   D. 叶酸
   E. 氢化可的松

5. 高效液相色谱法用于药物鉴别的依据是
   A. 色谱柱理论板数
   B. 色谱峰峰高
   C. 色谱峰保留时间
   D. 色谱峰分离度
   E. 色谱峰面积重复性

6. 下列关于药用辅料的一般质量要求，错误的是
   A. 药用辅料必须符合化工生产要求
   B. 药用辅料应通过安全性评估，对人体无毒害作用
   C. 化学性质稳定不与主药及其他辅料发生作用
   D. 药用辅料的残留溶剂、微生物限度或无菌应符合要求

E. 药用辅料对制剂生产、质量、安全性和有效性无影响

7. 两种药物 A 和 B 的 lgC 与时间的关系如图所示，下列关于两种药物体内描述正确的是

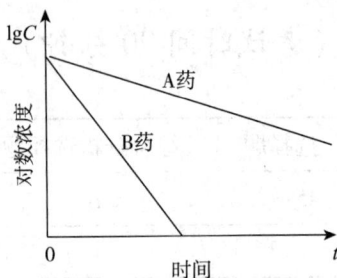

A. A 药体内消除比 B 药快　　　　　　B. A 药消除速率常数 k 比 B 药大

C. A 药消除半衰期 $t_{1/2}$ 比 B 药大　　　D. A 药代谢比 B 药快

E. A 药排泄比 B 药快

8. 蛋白质和多肽的吸收具有一定的部位特异性，胃肠道的主要吸收方式是

A. 膜动转运　　　　　　　　　　　　B. 单纯扩散

C. 主动转运　　　　　　　　　　　　D. 滤过

E. 易化扩散

9. 临床试验显示，摄入高含量嘌呤食物后，利巴韦林的体内药量明显低于低嘌呤饮食。可能是因为饮食中的嘌呤与利巴韦林通过竞争 CNT2 被吸收，提示高嘌呤饮食患者群体服用利巴韦林应调整剂量。下列会影响利巴韦林吸收的食物是

A. 内脏和海鲜　　　　　　　　　　　B. 紫甘蓝和胡萝卜

C. 大米和高粱　　　　　　　　　　　D. 牛奶和鸡蛋

E. 苹果和梨

10. 下列剂型向淋巴液转运最少的是

A. 高疏水性的药物　　　　　　　　　B. 单克隆抗体

C. 脂质纳米粒　　　　　　　　　　　D. 药物溶液剂

E. 长链脂肪酸

11. 下列会使尿液酸化，加重肾排泄不利的药物是

A. 水杨酸　　　　　　　　　　　　　B. 葡萄糖

C. 四环素　　　　　　　　　　　　　D. 庆大霉素

E. 麻黄碱

12. 下列在体内具有生物功能的大分子中，属于 I 相代谢酶的是

A. 逆转录酶　　　　　　　　　　　　B. 环氧化物水解酶

C. N-乙酰基转移酶　　　　　　　　　D. 葡萄糖醛酸转移酶

E. 儿茶酚 – O – 甲基转移酶

13. 下列制剂中含有高浓度乙醇，可内服的是

A. 薄荷水　　　　　　　　　　　　　B. 薄荷醑

    C. 金银花露
                        D. 地高辛酊剂

    E. 橙皮酊

14. 注射用辅酶 A 临床用于白细胞减少症，免疫性血小板减少性紫癜和功能性低热，由于其不稳定、效价易下降，制备成无菌冻干制剂，该制剂使用的稳定剂通常是

    A. 明胶
                        B. 甘露醇

    C. 葡萄糖酸钙
                      D. 半胱氨酸

    E. 焦亚硫酸钠

15. 对于脂质体、纳米乳、微囊、微球、亚微乳这些微粒制剂（微米级或纳米级），一般质量要求不需要检查的是

    A. 粒径与粒度分布
                      B. 载药量

    C. 包封率
                        D. 释放度或渗漏率

    E. 沉降体积比

16. 下列有关生物技术药物注射剂的稳定性和稳定技术的说法，不正确的是

    A. 处方中可加入小分子稳定剂蔗糖
         B. 稳定性易受离子强度及酶的影响

    C. 稳定性易受温度和 pH 的影响
         D. 处方中一般不得添加螯合剂 EDTA

    E. 处方中可加入吐温 80 防止蛋白变性

17. 多剂量眼用制剂一般应加入适宜的抑菌剂，保证在使用过程中始终保持无菌，但是在启用后最多可用

    A. 半个月
                        B. 1 个月

    C. 2 个月
                        D. 3 个月

    E. 6 个月

18. 下列制剂类型属于

    【处方】

水杨酸	50g
硬脂酸甘油酯	70g
硬脂酸	100g
白凡士林	120g
液状石蜡	100g
甘油	120g
十二烷基硫酸钠	10g
羟苯乙酯	1g
蒸馏水	480ml

    A. 油脂性基质软膏
                    B. O/W 型乳膏剂

    C. W/O 型乳膏剂
                    D. 水性基质软膏

    E. 微乳基质软膏

19. 下列关于药物作用的特异性和选择性，描述正确的是

    A. 药物作用的特异性与药物的化学结构无关

B. 药物作用特异性强并不一定引起选择性高的药理效应

C. 效应广泛的药物一般副作用较少

D. 药物作用的选择性与药物的剂量无关

E. 效应广泛的药物不适用于在复杂病因或诊断未明的疾病

20. 使用抗氢氯噻嗪降低患者过高的血压属于

  A. 补充疗法   B. 对因治疗

  C. 对症治疗   D. 替代疗法

  E. 标本兼治

21. 胰岛素受体属于

  A. G－蛋白偶联受体   B. 酪氨酸激酶受体

  C. 离子通道受体   D. 细胞内受体

  E. 鸟苷酸环化酶受体

22. 二重感染属于

  A. 副作用   B. 继发反应

  C. 变态反应   D. 特异质反应

  E. 后遗效应

23. 在非竞争性拮抗药存在时，增加激动药的剂量，量－效曲线的变化是

  A. 最大效应不变   B. 最大效应降低

  C. 最大效应升高   D. 最大效应先升高后降低

  E. 无法判断

24. 下列关于酶促作用的描述，正确的是

  A. 酶促作用发生迅速

  B. 酶促作用消失迅速

  C. 酶促作用可加速药物灭活，缩短其血浆半衰期，使血药浓度降低

  D. 酶促作用使药物代谢减慢

  E. 酶促作用一定能减弱药物的疗效

25. 某些患者服用伯氨喹啉类药物后可出现急性溶血反应，可能是缺乏

  A. 乙醛脱氢酶   B. 血浆假性胆碱酯酶

  C. 葡萄糖－6－磷酸脱氢酶   D. 胃蛋白酶

  E. 丙氨酸氨基转移酶

26. 下列不能导致白细胞减少的药物是

  A. 氯氮平   B. 卡马西平

  C. 泼尼松   D. 环磷酰胺

  E. 磺胺嘧啶

27. 抑制 Na^+,K^+－ATP 酶引起黄视和绿视的药物是

  A. 地高辛   B. 氢化可的松

    C. 氯丙嗪   D. 胺碘酮

    E. 异烟肼

28. 与真菌胞浆膜中固醇类结合的药物是

    A. 青霉素   B. 两性霉素 B

    C. 氯霉素   D. 利福平

    E. 甲氧苄啶

29. 应激时下丘脑－垂体－肾上腺皮质系统的外周效应是

    A. CRH 释放   B. 糖皮质激素分泌迅速增加

    C. 血浆儿茶酚胺浓度迅速升高   D. 心率加快、心肌收缩力增强

    E. 引起兴奋、警觉、紧张、焦虑等情绪反应

30. 下列关于药物活性的叙述，错误的是

    A. 结构特异性药物与结构非特异性药物的活性都与药物分子的理化性质相关

    B. 结构特异性药物的活性与药物分子的理化性质无关

    C. 结构非特异性药物的化学结构有所改变时，活性并无大的变化

    D. 一些全身麻醉药的麻醉作用与药物的脂水分配系数有关，属于结构非特异性药物

    E. 结构特异性药物需要通过药物分子特定的化学结构与靶点的相互作用后才能产生活性

31. 下列关于巴比妥类药物构效关系变化的描述，错误的是

    A. 环己巴比妥中烃基的引入增加了脂水分配系数（$\log P$）

    B. 海索比妥的结构相比于环己巴比妥，氮原子上多了一个甲基，pK_a 上升

    C. 相比于巴比妥，海索比妥在生理 pH 环境下未解离的分子态减少

    D. 环己巴比妥的 pK_a 为 8.20，属于中时巴比妥类药物

    E. 海索比妥的 pK_a 为 8.40，不易解离，口服后大约 10 分钟内即可生效

32. 下列关于司帕沙星的描述，错误的是

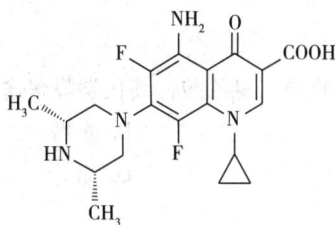

    A. 司帕沙星的作用靶点是 DNA 螺旋酶

    B. 4 位的酮羰基的氧电荷密度增加时，有利于和作用靶点相互结合

    C. 5 位氨基和 8 位 F 取代降低了 4 位羰基氧上的电荷密度

    D. 司帕沙星属于喹诺酮类抗菌药

    E. 司帕沙星金葡萄球菌的抑制活性比类似物环丙沙星强

33. 下列手性药物中，对映异构体之间具有不同类型药理活性的是

    A. 丙氧酚   B. 普罗帕酮

C. 氧氟沙星

D. 甲基多巴

E. 扎考必利

34. 抗精神病作用比较吩噻嗪类药物强，最早应用于临床的丁酰苯类药物是

A. 氟哌啶醇

B. 喹硫平

C. 洛沙平

D. 阿莫沙平

E. 三氟哌多

35. 按照骈合原理设计，属于非经典抗精神病药物的是

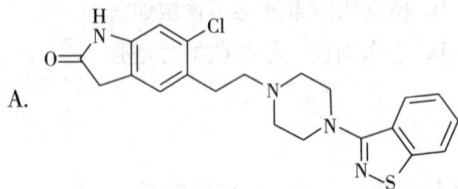

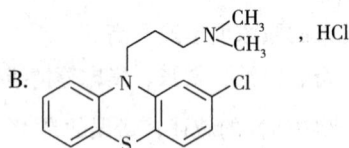

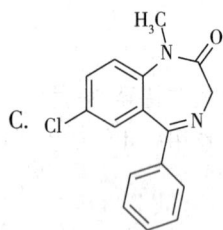

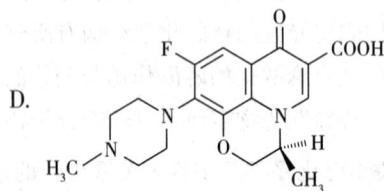

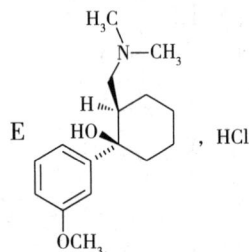

A.

B. ，HCl

C.

D.

E. ，HCl

36. 氯霉素在 pH 7 以下生成氨基物与二氯乙酸，其化学降解途径属于

A. 氧化

B. 水解

C. 异构化

D. 聚合

E. 脱羧

37. 下列关于丙米嗪的描述，错误的是

A. 属于选择性 5 - 羟色胺再摄取抑制药

B. 具有一个二苯并氮杂䓬母环和一个具有叔胺的碱性侧链

C. 选择性抑制中枢神经突触前膜对去甲肾上腺素的再摄取

D. 可完全由胃肠道吸收的

E. 属于二苯并氮杂䓬类抗抑郁药

38. 因对心脏快速延迟整流钾离子通道（*h*ERG K$^+$ 通道）具有抑制作用，可引起 Q - T 间期延长，甚至诱发尖端扭转型室性心动过速，现已撤出市场的药物是

　A. 卡托普利　　　　　　　　　　　B. 莫沙必利

　C. 赖诺普利　　　　　　　　　　　D. 多潘立酮

　E. 特非那定

39. 下列关于吗啡的叙述，错误的是

　A. 具有吲哚环结构的生物碱，是由 4 个环稠合而成的复杂立体结构

　B. 左旋吗啡有效，右旋吗啡没有镇痛活性

　C. 3 位是具有弱酸性的酚羟基，17 位是碱性的 N – 甲基叔胺，具有酸碱两性

　D. 临床上用吗啡的盐酸盐

　E. 具有苯酚结构，吗啡及其盐类的化学性质不稳定，在光照下即能被空气氧化变质

40. 下列关于盐酸羟考酮的叙述，错误的是

　A. 化学结构相当于将可待因的 6 位羟基氧化成酮，同时将 7、8 位的双键氢化

　B. 为阿片受体纯激动剂，对脑和脊髓的阿片受体具有亲和力

　C. 镇痛作用具有封顶效应

　D. 临床使用盐酸羟考酮控释片

　E. 具有抗焦虑、止咳和镇静作用

二、配伍选择题（共 45 题，每题 1 分，题目分为若干组，每组题目对应同一组备选项，备选项可重复选用，也可不选用。每题只有 1 个备选项最符合题意）

[41 ~ 43]

　A. 常温处　　　　　　　　　　　　B. 阴凉处

　C. 凉暗处　　　　　　　　　　　　D. 冷处

　E. 冷冻处

41. 对温度较为敏感的药品应贮藏于

42. 热不稳定的药品应贮藏于

43. 对光与温度都敏感的药品应贮藏于

[44 ~ 46]

　A. 首过消除　　　　　　　　　　　B. 肠 – 肝循环

　C. 血 – 脑屏障　　　　　　　　　　D. 胎盘屏障

　E. 血 – 眼屏障

44. 降低口服药物生物利用度的因素是

45. 影响药物进入中枢神经系统发挥作用的因素是

46. 影响药物排泄，延长药物体内滞留时间的因素是

[47 ~ 49]

　A. pK_a　　　　　　　　　　　　B. ED_{50}

　C. LD_{50}　　　　　　　　　　　D. $\lg P$

　E. HLB

47. 用于评价药物急性毒性的参数是

48. 用于评价药物脂溶性的参数是

49. 用于评价表面活性剂性质的参数是

[50 ~ 52]

A. $t_{1/2} = 0.693/k$ B. $V = X/C$

C. $Cl = X_0/\mathrm{AUC}$ D. $\mathrm{MRT} = \mathrm{AUMC}/\mathrm{AUC}$

E. $\mathrm{AUC} = X_0/kV$

50. 表观分布容积的计算公式为

51. 清除率的计算公式为

52. 消除半衰期的计算公式为

[53 ~ 56]

A. 洗剂   B. 涂膜剂

C. 酊剂   D. 搽剂

E. 贴剂

53. 供无破损皮肤揉擦用的液体制剂是

54. 既能保护滋润皮肤，又能软化附着物，使药物渗透到皮肤深部而起作用的制剂是

55. 用于完整皮肤表面，将药物输送透过皮肤进入血液，起全身作用的制剂是

56. 用于无渗出液的损害性皮肤病，涂搽后形成薄膜的外用液体制剂的是

[57 ~ 61]

A. 受体作为药物靶标   B. 酶作为药物靶标

C. 离子通道作为药物靶标   D. 核酸作为药物靶标

E. 补充体内物质

57. 阿托品缓解胃肠痉挛的作用机制是

58. 地高辛治疗充血性心力衰竭的作用机制是

59. 硝苯地平降压的作用机制是

60. 磺胺嘧啶抑菌的作用机制是

61. 氯化钠注射液纠正低钠血症和脱水状态属于

[62 ~ 64]

A. 15：00   B. 20：00

C. 00：00   D. 08：00

E. 23：00

62. 吗啡镇痛作用最弱的给药时间是

63. 特布他林加倍剂量以有效控制哮喘发作的给药时间是

64. 减少可的松皮质分泌功能抑制作用的给药时间是

[65 ~ 66]

A. 精神性过度通气   B. 低钾血症

C. 呼吸中枢抑制   D. 呼吸道阻塞

E. 高钾血症

65. 属于呼吸性碱中毒发生原因的是

66. 属于代谢性碱中毒发生原因的是

[67～71]

A. 氯丙嗪   B. 紫杉醇

C. 红霉素   D. 卡托普利

E. 吲哚美辛

67. 阻断黑质－纹状体通路引起锥体外系反应的药物是

68. 抑制神经细胞微管引起神经炎症的药物是

69. 阻断缓激肽分解引起干咳的药物是

70. 抑制 COX－1 引起胃肠道反应的药物是

71. 阻断肽酰－tRNA 从核糖体 A 位到 P 位的转位的药物是

[72～75]

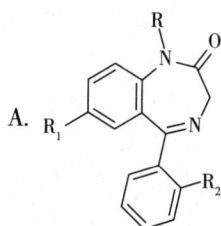

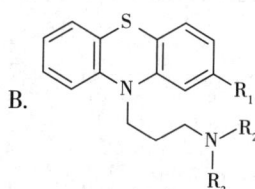

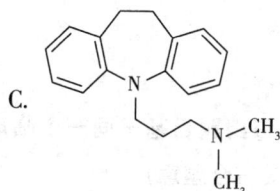

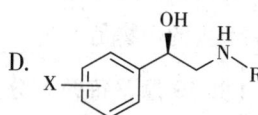

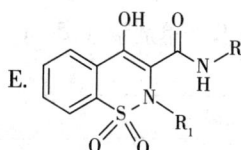

72. 含二苯并氮杂䓬母环的化学骨架是

73. 吩噻嗪类药物的化学骨架是

74. β_2 受体激动剂的基本结构是

75. 苯二氮䓬类药物的化学骨架是

[76～79]

A. 烃基   B. 卤素

C. 羟基   D. 磺酸基

E. 酯基

76. 有较强的电负性，会产生电性诱导效应，其疏水性及体积均随原子序数的增加而增大的是

77. 取代在芳环上，会使分子解离度增加，也会有利于和受体的碱性基团结合，使活性和毒性均增强的是

78. 使化合物的水溶性和解离度增加，不易通过生物膜，导致生物活性减弱，毒性降低的是

79. 可提高化合物的脂溶性、增加脂水分配系数、降低分子的解离度，体积较大者可增加立体位阻的是

[80 ~ 82]

A. 多塞平   B. 吗氯贝胺

C. 地西泮   D. 孟鲁司特

E. 西酞普兰

80. 属于白三烯受体拮抗剂的药物是

81. 属于 GABA$_A$ 受体调节剂的药物是

82. 属于选择性 5 - 羟色胺再摄取抑制剂的药物是

[83 ~ 85]

A. 氟比洛芬   B. 扎来普隆

C. 盐酸溴己新   D. 盐酸苯海拉明

E. 盐酸雷尼替丁

83. 用于降低痰液的黏稠性治疗支气管炎的药物是

84. 用于治疗荨麻疹、过敏性鼻炎的药物是

85. 用于治疗类风湿关节炎的药物是

三、综合分析选择题（共 10 题，每题 1 分。题目分为若干组，每组题目基于同一个临床情景、病例、实例或者案例展开。每题的备选项中，只有 1 个最符合题意）

[86 ~ 88]

某临床试验机构进行阿奇霉素分散片仿制药的生物等效性评价试验，单剂量（250mg）给药。经 22 名健康志愿者试验，测得主要药动学参数如下表所示。

药动学参数	供试制剂	参比制剂
C_{max} （mg/L）	7.26 ± 0.18	7.44 ± 0.42
t_{max} （h）	1.12 ± 0.44	1.18 ± 0.26
$t_{1/2}$ （h）	8.11 ± 2.92	8.00 ± 2.46
$AUC_{0 \to \infty}$ （mg/h）·L	67.26 ± 17.89	63.95 ± 14.62

经统计学处理，供试制剂的相对生物利用度为 105.9%；供试制剂与参比制剂的 C_{max} 和 $AUC_{0 \to \infty}$ 几何均值比的 90% 置信区间分别在 83.2% ~ 123.5% 和 93.6% ~ 115.5% 范围内。t_{max} 符合秩和检验。

86. 根据上述信息，关于阿奇霉素分散片仿制药生物等效性评价的说法，正确的是
    A. 供试制剂相对生物利用度为 105.2%，超过 100%，可判定供试制剂与参比制剂生物不等效
    B. 根据 $AUC_{0\to\infty}$、t_{max} 和 C_{max} 的试验结果，可判定供试制剂与参比制剂生物等效
    C. 根据 t_{max} 和 $t_{1/2}$ 的试验结果，可判定供试制剂与参比制剂生物等效
    D. 供试制剂与参比制剂的 C_{max} 均值比为 97.6%，可判定供试制剂与参比制剂生物不等效
    E. 供试制剂与参比制剂的 t_{max} 均值比为 94.9%，可判定供试制剂与参比制剂生物不等效

87. 如果某患者连续口服参比制剂阿奇霉素片，每天 1 次，每次 500mg，多次给药后达到稳态，每个时间间隔（24h）的 $AUC_{0\to\infty}$ 为 64.8（mg·h）/L，该药的平均稳态血药浓度为
    A. 1.4mg/L
    B. 2.7mg/L
    C. 8.1mg/L
    D. 3.86mg/L
    E. 11.6mg/L

88. 如果该患者肝肾功能出现障碍，药物清除率为正常的 1/2，为达到相同稳态血药浓度，每天给药 1 次，则每次给药剂量应调整为
    A. 500mg
    B. 250mg
    C. 125mg
    D. 200mg
    E. 75mg

[89～91]

某研究机构研发出三种具有降压作用的新药 x、y 和 z。三个药物的量－效关系曲线如图所示。

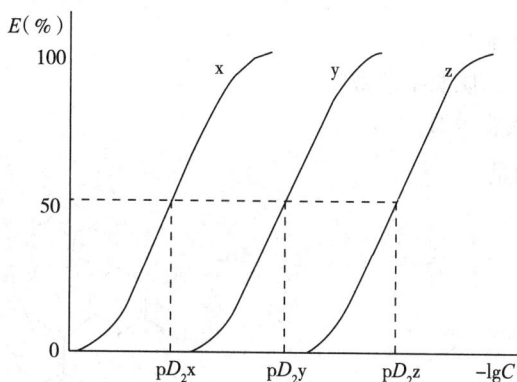

89. 三个药物的效能大小关系为
    A. x > y > z
    B. z > y > x
    C. x = y = z
    D. 需要根据效价强度的大小关系判断
    E. 无法判断三个药物的效能的大小

90. 三个药物的效价强度大小关系为
    A. x > y > z
    B. z > y > x
    C. x = y = z
    D. 需要根据效能的大小关系判断
    E. 无法判断三个药物的效价强度的大小

91. x、y 和 z 药的 LD_{50} 相等，则三个药物的治疗指数大小关系为

    A. x > y > z   B. z > y > x

    C. x = y = z   D. 需要根据效能和效价强度的大小关系判断

    E. 无法判断三个药物的治疗指数的大小

[92 ~ 95]

    患者王某，因工作压力患上失眠症，口服咪达唑仑用于治疗。在长期饮食不健康的影响下，患上了胃溃疡。

92. 下列关于抗溃疡药西咪替丁的结构特点及作用，说法错误的是

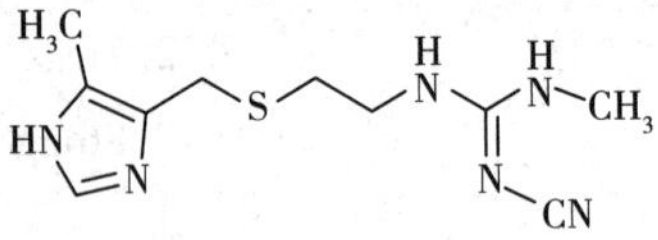

    A. 模拟了组胺引入 C – 4 甲基的结构特征

    B. 咪唑环作为阳离子中心发挥作用

    C. 引入氰基是为了降低分子的碱性

    D. 在酸性条件下，主要以质子化形式存在

    E. 在生理 pH 条件下，胍基可部分离子化

93. 后续上市的雷尼替丁与西咪替丁相比，更有效，且副作用更小。下列关于雷尼替丁的叙述，正确的是

    A. 结构中采用噻唑环模拟组胺中的咪唑基团

    B. 主要经肝脏消除

    C. 是 CYP450 酶抑制剂

    D. 通过结构中的氰基消除胍基的碱性

    E. 导致咪达唑仑的吸收增加

94. 咪达唑仑的化学结构是

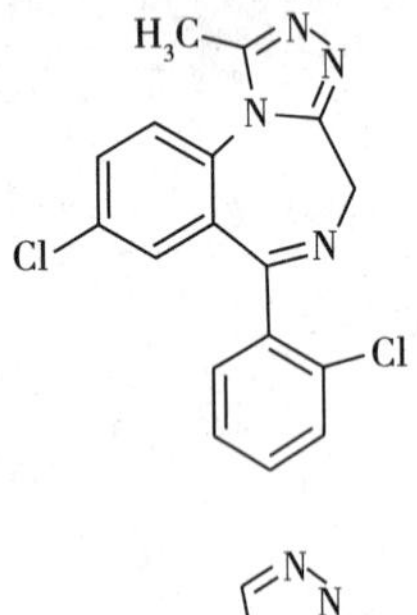

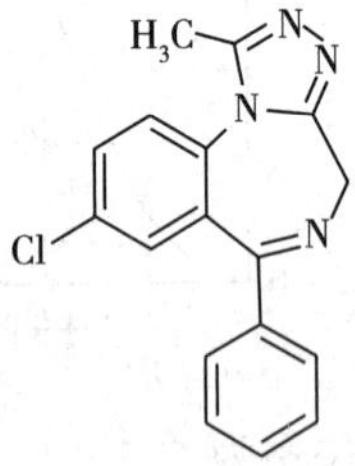

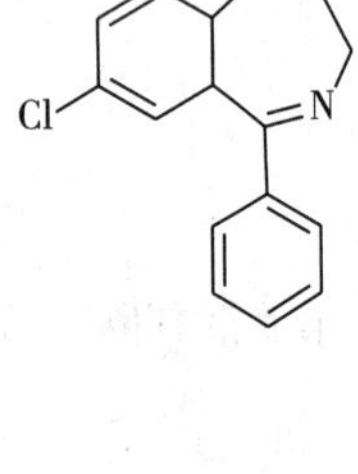

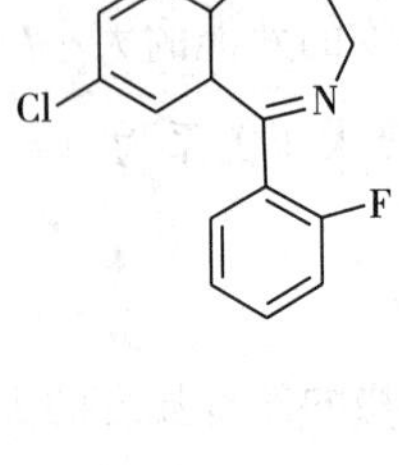

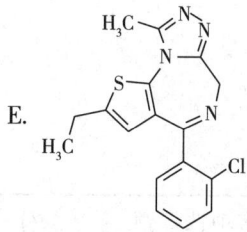

95. 西咪替丁和三唑仑合用，后者药效增强的原因是

A. 酶诱导作用   B. 肾小球滤过

C. 酶抑制作用   D. 首过消除

E. 肠 – 肝循环

四、多项选择题（共 5 题，每题 1 分。每题的备选项中，有 2 个或 2 个以上符合题意，错选、少选均不得分）

96. 一般药物稳定性试验包括

A. 高温试验   B. 高湿度试验

C. 强光照射试验   D. 加速试验和长期试验

E. 氧化试验

97. 广义的异常检验结果 OOS 包括

A. 不合格检验结果   B. 不符合趋势的检验结果

C. 异常检验结果   D. 异常限度检验结果

E. 异常稳定性结果

98. 乳剂属于热力学不稳定的非均相分散体系，制成后在放置过程中常出现不稳定的现象有

A. 分层   B. 合并

C. 转相   D. 絮凝

E. 酸败

99. 可在肾小管中析出结晶产生肾结石的药物有

A. 柳氮磺吡啶   B. 头孢曲松

C. 胰岛素   D. 苯溴马隆

E. 布洛芬

100. 下列属于非苯二氮䓬类药物的有

A. 酒石酸唑吡坦   B. 艾司佐匹克隆

C. 扎来普隆   D. 地西泮

E. 三唑仑

预测试卷（二）

（考试时间90分钟）

题型	最佳选择题	配伍选择题	综合分析选择题	多项选择题	总分
题分	40	45	10	5	100
得分					

一、最佳选择题（共40题，每题1分，每题的备选项中，只有1个最符合题意）

1. 青蒿素来源于

   A. 植物
   B. 动物
   C. 微生物的代谢产物
   D. 天然配体
   E. 现有药物的改造

2. 下列不属于剂型分类方法的是

   A. 按给药途径分类
   B. 按分散系统分类
   C. 按释药速度与维持时间分类
   D. 按形态学分类
   E. 按药理作用分类

3. 化学方面稳定性使药物含量（或效价）降低，下列属于化学方面稳定性的是

   A. 崩解时限改变
   B. 异构化沉淀
   C. 结晶生长
   D. 结块
   E. 发霉

4. 关于药品质量标准中检查项的说法，错误的是

   A. 检查项包括反映药品安全性与有效性的试验方法和限度、均一性与纯度等制备工艺要求
   B. 除另有规定外，凡规定检查溶出度或释放度的片剂，不再检查崩解时限
   C. 单剂标示量小于50mg或主药含量小于单剂重量50%的片剂，应检查含量均匀度
   D. 凡规定检查含量均匀度的制剂一般不再检查重（装）量差异
   E. 崩解时限、溶出度与释放度、含量均匀度检查法属于特性检查法

5. 对温度特别敏感，冷处保存的药物，在设定长期稳定性试验条件时应选择

   A. $-10℃ \pm 3℃$
   B. $5℃ \pm 3℃$
   C. $10℃ \pm 3℃$
   D. $15℃ \pm 3℃$
   E. $20℃ \pm 3℃$

6. 下列不属于药品包装材料的质量要求的是

   A. 材料的鉴别
   B. 材料的化学性能检查
   C. 材料的使用性能检查
   D. 材料的生物安全检查

E. 材料的药理活性检查

7. 适合用作维 C 注射液抗氧剂的是
    A. 焦亚硫酸钠
    B. 硫代硫酸钠
    C. 亚硫酸钠
    D. BHA
    E. BHT

8. 关于药物主动转运特点的说法，正确的是
    A. 无部位特异性
    B. 顺浓度梯度转运
    C. 消耗机体能量
    D. 不需要载体参与
    E. 无结构特异性

9. 下列可能引起肠 – 肝循环的排泄过程是
    A. 肾小管分泌
    B. 肾小球滤过
    C. 乳汁排泄
    D. 胆汁排泄
    E. 肾小管重吸收

10. 影响药物吸收的生理因素中，能增加难溶性药物的溶解，可提高药物的吸收速率和程度的是
    A. 肠液中含有胆盐
    B. 胃液
    C. 胰腺分泌的胰液
    D. 胃排空
    E. 胃肠道蠕动

11. 服用弱酸性药物时，碱化尿液，会使药物的排泄
    A. 增加
    B. 减少
    C. 不变
    D. 不确定
    E. 先减少后增加

12. 地高辛表观分布容积 V 通常达 500L 左右，远大于人体液的总体积，可能原因是
    A. 药物全部分布在血液中
    B. 药物在血液中浓度较低，与组织大量结合
    C. 药物大部分与血浆蛋白结合，与组织蛋白结合少
    D. 药物与组织几乎不发生任何结合
    E. 药物全部与血浆蛋白结合

13. 某药物消除按一级速率过程进行，体内过程符合单室模型，静注后 2 小时和 5 小时的血药浓度分别为 100mg/L 和 12.5mg/L，则该药静注后 4 小时的血药浓度是
    A. 50mg/L
    B. 25mg/L
    C. 12.5mg/L
    D. 6.25mg/L
    E. 3.125mg/L

14. 羧甲基纤维素钠（CMC – Na）在片剂中作为黏合剂使用，在液体制剂中通常用作

    A. 包衣材   B. 分散剂

    C. 黏合剂   D. 助悬剂

    E. 稳定剂

15. 《中国药典》规定崩解时限为 5 分钟的剂型是

    A. 薄膜衣片   B. 分散片

    C. 舌下片   D. 普通片

    E. 肠溶片

16. 下列辅料中可作为片剂黏合剂使用的是

    A. 低取代羟丙基纤维素 L – HPC 和干淀粉

    B. 羧甲基纤维素钠 CMC – Na 和聚维酮 PVP

    C. 淀粉和微晶纤维素 MCC

    D. 硬脂酸镁和滑石粉

    E. 交联聚维酮 PVPP 和羧甲淀粉钠 CMS – Na

17. 下列属于水溶性软膏基质的是

    A. 硬脂酸   B. 凡士林

    C. 羊毛脂   D. 蜂蜡

    E. 卡波姆

18. 异丙托溴铵制剂处方组成为异丙托溴铵、无水乙醇、HFA – 134a、枸橼酸、纯化水，该制剂为

    A. 口服液   B. 洗剂

    C. 乳剂   D. 喷雾剂

    E. 气雾剂

19. 下列关于细胞膜的描述，正确的是

    A. 液态脂质双层构成细胞膜的基本构架，不同结构和功能的蛋白质镶嵌在其中

    B. 糖类分子与脂质、蛋白结合后附在质膜的内表面

    C. 但脂溶性物质如氧气、二氧化碳以及乙醇等不容易穿透质膜的疏水区

    D. 与物质跨膜转运功能和受体功能有关的蛋白都属于表面膜蛋白

    E. 细胞膜中的糖类以离子键的形式与膜蛋白或膜脂质结合而形成糖蛋白或糖脂

20. 关于柠檬酸循环的描述，正确的是

    A. 柠檬酸循环是三大营养物质分解产能的共同通路

    B. 柠檬酸循环只是糖和氨基酸代谢联系的枢纽

    C. 1 分子乙酰 CoA 进入柠檬酸循环后，生成 1 分子 CO_2，这是体内 CO_2 的主要来源

    D. 柠檬酸循环反应中，每循环一轮能生成大量 GTP

    E. 柠檬酸循环的各中间产物在反应前后质量发生改变

21. 糖皮质激素类药物治疗自身免疫性疾病时，也会升高血压、导致骨质疏松和增加感染风

险，这个现象被称为

A. 毒性反应
B. 后遗效应
C. 副作用
D. 停药反应
E. 继发反应

22. 作为酶的底物，需要经过酶的转化后才发挥作用的药物是

A. 左旋多巴
B. 依那普利
C. 地高辛
D. 碘解磷定
E. 胃蛋白酶

23. 下列对于第二信使的描述，正确的是

A. 第二信使是指多肽类激素、神经递质及细胞因子及药物等细胞外信使物质
B. 第二信使将获得信息增强、分化、整合并传递给效应器才能发挥其特定的生理功能或药理效应
C. 第二信使与靶细胞膜表面的特异受体结合，激活受体而引起细胞某些生物学特性的改变
D. NO 是一种既有第二信使特征，也有第三信使特征的信号分子
E. 负责细胞内外信息传递的物质为第二信使

24. 下列关于竞争性拮抗药的描述，正确的是

A. 竞争拮抗药使激动药的量 – 效曲线平行左移
B. 竞争拮抗药使激动药的量 – 效曲线最大效应降低
C. 可通过增加激动药的浓度使其效应恢复到原先单用激动药时的水平
D. 激动药与受体的结合是不可逆的
E. 竞争性拮抗药与受体的亲和力可用 pD_2 表示

25. 药物引起的变态反应分为 Ⅰ、Ⅱ、Ⅲ、Ⅳ 四种类型，Ⅳ型变态反应属于

A. 血管炎型变态反应
B. 主要由 IgE 介导的速发性变态反应
C. 溶细胞型变态反应
D. 细胞免疫介导的变态反应
E. 免疫复合物型变态反应

26. 下列属于 DNA 病毒的是

A. 副黏病毒
B. 流感病毒
C. HIV
D. HTLV – Ⅰ
E. 腺病毒

27. 抗原靶分子为 CYP450 酶引发自身免疫性肝损伤的药物是

A. 甲基多巴
B. 肼屈嗪
C. 普鲁卡因胺
D. 氟烷
E. 异烟肼

28. 通过抑制前列腺素合成引发慢性间质性肾炎的药物是

A. 布洛芬
B. 环磷酰胺

C. 阿昔洛韦
D. 氨苄青霉素

E. 顺铂

29. 导致帕金森样症状与体征的钙通道阻滞药是

A. 利血平
B. 甲基多巴

C. 氟桂利嗪
D. 甲氧氯普胺

E. 氟哌啶醇

30. 盐酸哌替啶给药后可发生下列代谢过程，其代谢反应类型为

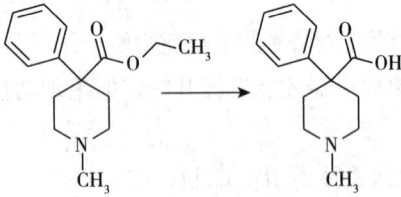

A. 水解
B. 酯化

C. 脱乙基
D. 还原

E. 脱羧

31. 下列关于美沙酮的叙述，错误的是

A. 美沙酮的镇痛作用比吗啡、哌替啶强，成瘾性较小

B. 临床上用于治疗海洛因依赖脱毒

C. 长期应用不会成瘾

D. 有效剂量与中毒量较接近

E. R – 对映异构体的镇痛活性是 S – 对映异构体的两倍

32. 下列关于阿司匹林的描述，错误的是

A. 是水杨酸类药物的代表，可预防和治疗心血管系统疾病

B. 直接与三氯化铁试液反应，呈紫堇色

C. 可在生产中带入水杨酸或在贮存中水解产生水杨酸

D. 在肝内脱乙酰化生成水杨酸

E. 选择性地抑制中枢环氧化酶，使前列腺素的合成和释放减少

33. 基于"适度抑制"的理念研发，以不饱和吡咯烷酮作为支架，连接有甲磺酰基取代苯和甲基苯形成的药物结构是

A. 塞来昔布
B. 罗非昔布

C. 艾瑞昔布
D. 吡罗昔康

E. 美洛昔康

34. 药用麻黄碱 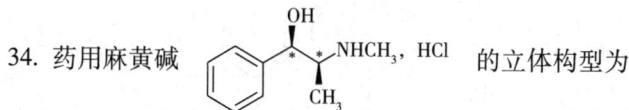 的立体构型为

    A. $1S$，$2R$，赤藓糖型   B. $1S$，$2R$，苏阿糖型

    C. $1R$，$2S$，赤藓糖型   D. $1R$，$2S$，苏阿糖型

    E. $1S$，$2S$，苏阿糖型

35. 关于下列药物结构的叙述，错误的是

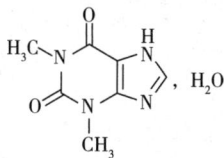

    A. 是一种黄嘌呤衍生物   B. 能够抑制磷酸二酯酶的活性

    C. 主要用于中枢兴奋   D. 口服易吸收

    E. 在肝脏中被 $P450$ 酶系统代谢

36. 关于结构 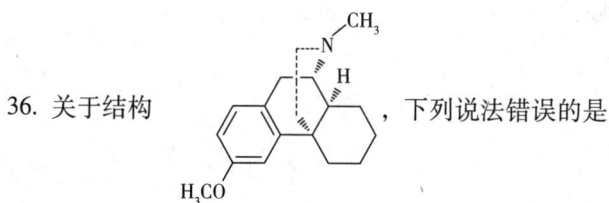，下列说法错误的是

    A. 是吗啡的 3 位甲醚衍生物

    B. 能抑制延髓咳嗽中枢而发挥镇咳作用

    C. 代谢产物主要为 3 – 甲氧吗啡烷、3 – 羟基 – 17 – 甲吗啡烷及 3 – 羟吗啡烷

    D. 属于第二类精神药品

    E. 大剂量服用会造成脑损伤

37. 结构中含有丙胺结构的组胺 H_1 – 受体拮抗药是

    A. 盐酸苯海拉明   B. 茶苯海明

    C. 氯马斯汀   D. 司他斯汀

    E. 马来酸氯苯那敏

38. 下列结构中，具有抗组胺作用的是

A. 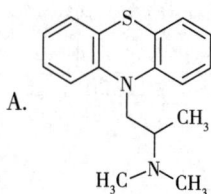   B.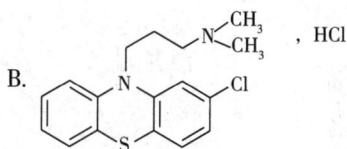

C.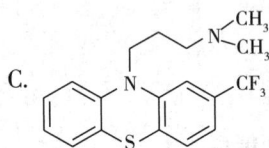

D.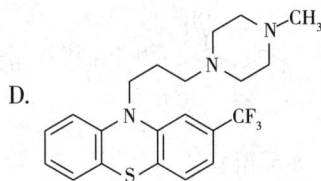

E.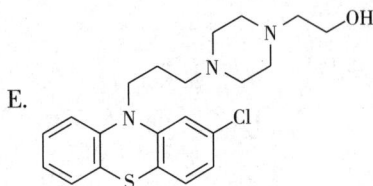

39. 关于结构 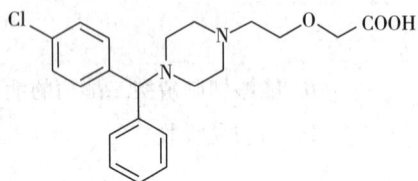，下列说法错误的是

    A. 分子呈两性离子，抗组胺活性降低

    B. 降低了镇静作用

    C. 含有一个手性中心

    D. 用于治疗过敏性鼻炎

    E. 不易穿透血–脑屏障

40. 化学结构为 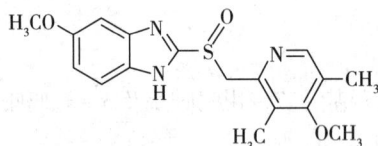 的药物，对映异构体之间的活性差异是

    A. 对映异构体中一个有活性，一个没有活性

    B. 一个对映异构体具有药理活性，另一个对映异构体具有毒性作用

    C. 对映异构体之间产生相反的活性

    D. 对映异构体之间产生不同类型的药理活性

    E. 对映异构体之间具有等同的药理活性

二、配伍选择题（共 45 题，每题 1 分，题目分为若干组，每组题目对应同一组备选项，备选项可重复选用，也可不选用。每题只有 1 个备选项最符合题意）

[41 ~ 43]

    A. 商品名   B. 通用名

    C. 化学名   D. 别名

    E. 药品代码

41. 在药品命名中，国际非专有的药品名称是

42. 只能由该药品的拥有者和制造者使用的药品名称是

43. 以一个母体为基本结构，然后将其他取代基的位置和名称标出的命名方式是

[44~47]

    A. 明胶与阿拉伯胶   B. 西黄蓍胶

    C. 磷脂与胆固醇   D. 聚乙二醇

    E. 抗体

44. 制备普通脂质体的材料是

45. 用于长循环脂质体表面修饰的材料是

46. 用于微囊材料的是

47. 用于免疫脂质体表面修饰的材料是

[48~50]

    A. PEG 300   B. PEG 400

    C. 乙醇   D. 20% 甘油

    E. 40% 丙二醇

48. 苯妥英钠注射液中含有

49. 塞替派注射液中含有

50. 乙酰毛花苷 C 注射液中含有

[51~54]

    A. $V = X_0/C_0$ B. $t_{1/2} = 0.693/k$

    C. $Cl = kV$ D. $r = (1 - e^{-nk\tau})/(1 - e^{-k\tau})$

    E. $AUC = X_0/kV = C_0/k$

51. 曲线下面积（单室静脉注射）的计算公式为

52. 清除率的计算公式为

53. 表观分布容积的计算公式为

54. 多剂量函数的计算公式为

[55~57]

    A. 溶剂   B. pH 调节剂

    C. 主药   D. 抗氧剂

    E. 防腐剂

    富马酸酮替芬喷鼻剂的处方组成为富马酸酮替芬、亚硫酸氢钠、三氯叔丁醇、纯化水。

55. 亚硫酸氢钠为

56. 三氯叔丁醇为

57. 富马酸酮替芬为

[58 ~ 60]

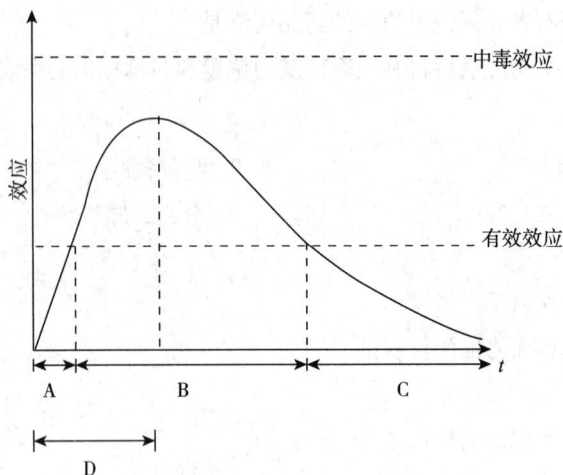

单次用药的时－效曲线

58. 图中起效时间为

59. 图中疗效维持时间为

60. 图中作用残留时间为

[61 ~ 62]

　　A. 影响免疫功能　　　　　　　　　B. 影响转运体

　　C. 改变细胞周围环境的理化性质　　D. 补充体内物质

　　E. 干扰核酸代谢

61. 胰酶用于慢性胰腺炎引起的胰酶分泌不足的作用机制为

62. 渗透性泻药聚乙二醇散软化粪便并促进排便的作用机制为

[63 ~ 65]

　　A. 多柔比星　　　　　　　　　　　B. 普萘洛尔

　　C. 哌唑嗪　　　　　　　　　　　　D. 肾上腺素

　　E. 维拉帕米

63. 因影响细胞内 Ca^{2+} 的稳态而导致心力衰竭的药物是

64. 因拮抗 β 受体而引起心力衰竭的药物是

65. 因拮抗 α 受体而可能使心力衰竭恶化的药物是

[66 ~ 69]

　　A. 抑制 COX－1

　　B. 破坏肠道微生物平衡

　　C. 抑制快速分裂的胃肠上皮细胞

　　D. 直接刺激

　　E. 改变酸碱平衡

66. 吲哚美辛引发胃溃疡的机制是

67. 克林霉素引起伪膜性结肠炎的机制是

68. 氟尿嘧啶引起腹泻的机制是

69. 阿仑膦酸钠引发食管炎的机制是

[70～71]

A. EGFR 突变   B. Ras 突变

C. HER-2 扩增   D. HER-3 扩增

E. ALK 融合

70. 非小细胞肺癌患者，在应用吉非替尼靶向治疗前，需检测的基因突变类型为

71. 结直肠癌患者，在应用西妥昔单抗靶向治疗前，需检测的基因突变类型为

[72～75]

A. 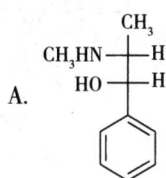   B.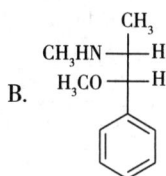

C. 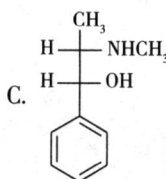   D.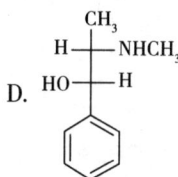

E.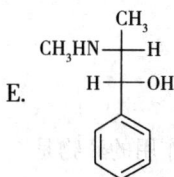

72. （+）-麻黄碱的立体构型是

73. （+）-伪麻黄碱的立体构型是

74. （-）-麻黄碱的立体构型是

75. （-）-伪麻黄碱的立体构型是

[76～79]

A.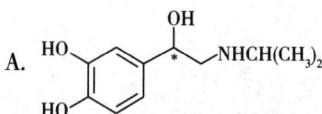

B.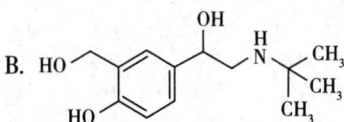

C. 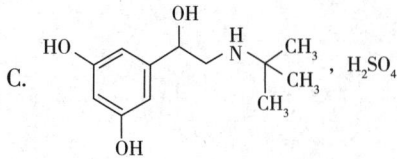, H_2SO_4

D.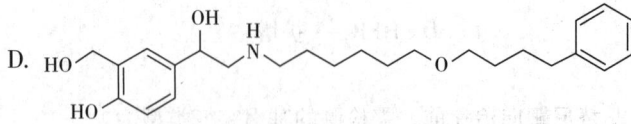

E. 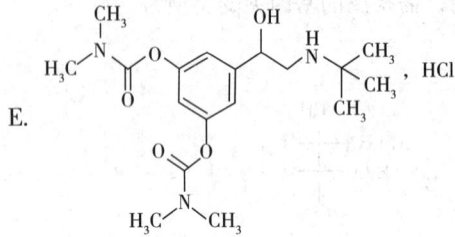, HCl

76. 班布特罗的化学结构是

77. 沙丁胺醇的化学结构是

78. 特布他林的化学结构是

79. 沙美特罗的化学结构是

[80 ~ 82]

　A. 盐酸胺碘酮　　　　　　　　　　　B. 索他洛尔

　C. 伊布利特　　　　　　　　　　　　D. 多非利特

　E. 普萘洛尔

80. 具有苯并呋喃结构的钾通道阻滞药是

81. 具有苯乙醇胺类结构，且具有拮抗 β 受体和延长心肌动作电位的双重作用的药物是

82. 具有芳氧丙醇胺类结构的 β 受体拮抗药是

[83 ~ 85]

　A. 阿普洛尔

　B. 氧烯洛尔

　C. 吲哚洛尔

　D. 纳多洛尔

　E. 噻吗洛尔

83. 结构中含有烯丙基的非选择性 β 受体拮抗药是

84. 结构中含有烯丙氧基的非选择性 β 受体拮抗药是

85. 结构中含有取代噻二唑结构的非选择性 β 受体拮抗药是

三、综合分析选择题（共 10 题，每题 1 分。题目分为若干组，每组题目基于同一个临床情景、病例、实例或者案例展开。每题的备选项中，只有 1 个最符合题意）

[86 ~ 89]

某企业拟开发硝苯地平的新剂型，处方（100 个剂量）如下：

含药层：硝苯地平微粉 2g、PVA（17 - 88）8.0g、水 30ml（制备时除去）。外层：聚乙烯醇（17 - 88）9.0g、甘油 0.2g、二氧化钛 0.2g、糖精 0.01g、食用蓝色素 0.01g、液状石蜡 0.01g、水 30ml。

86. 上述处方制剂属于

    A. 软膏剂   B. 包衣片

    C. 片剂   D. 膜剂

    E. 贴剂

87. 硝苯地平属于二氢吡啶类药物，遇光不稳定，且处方中含二氧化钛遮光剂，故该类药品在贮藏时应

    A. 遮光、密封保存   B. 避光、密封保存

    C. 密闭   D. 密封

    E. 凉暗处

88. 该处方中硝苯地平微粉化处理的目的是

    A. 增加药物溶出，有利于吸收   B. 提高用药顺应性

    C. 降低药物刺激性   D. 控制药物释放速度

    E. 防止药物扩散

89. 抗心律失常药物硝苯地平属于

    A. 钠通道阻滞药   B. β 受体拮抗药

    C. 钾通道阻滞药   D. 钙通道阻滞药

    E. 二肽基肽酶 - 4 抑制药

[90 ~ 92]

患者男，61 岁。发热、咳嗽、咳痰，体温最高 39.5℃，白细胞计数 11.09×10^9/L，胸部 X 线检查发现右下肺斑片状阴影，经诊断为社区获得性肺炎。给予莫西沙星、溴己新、布地奈德等治疗。

90. 下列关于发热的说法，错误的是

    A. 内生致热原引起体温升高

    B. IL - 10 为发热中枢的负调节介质

    C. PGE 为发热中枢的正调节介质

    D. 体温上升时产生负调节介质

    E. 花生四烯酸为发热中枢的负调节介质

91. 莫西沙星作用机制是

A. 抑制细菌细胞壁合成

B. 妨碍细菌 DNA 的复制

C. 抑制细菌蛋白质合成

D. 抗叶酸代谢

E. 抑制 DNA 回旋酶

92. 在治疗条件下不存在光毒性的药物是

    A. 氟罗沙星

    B. 莫西沙星

    C. 洛美沙星

    D. 去甲金霉素

    E. 司帕沙星

[93 ~ 95]

    某心绞痛患者伴有难治性高血压，在服用硝苯地平期间需要其他药物联合治疗。

93. 下列关于硝苯地平的叙述，错误的是

    A. 与地尔硫草联用可以相互促进

    B. 与维拉帕米联用可以相互促进

    C. 在肝脏内转换为无活性的代谢产物

    D. 生产、贮存过程中均应注意避光

    E. 与柚子汁一起服用时，会产生药物 - 食物相互作用

94. 下列结构中为硝苯地平的是

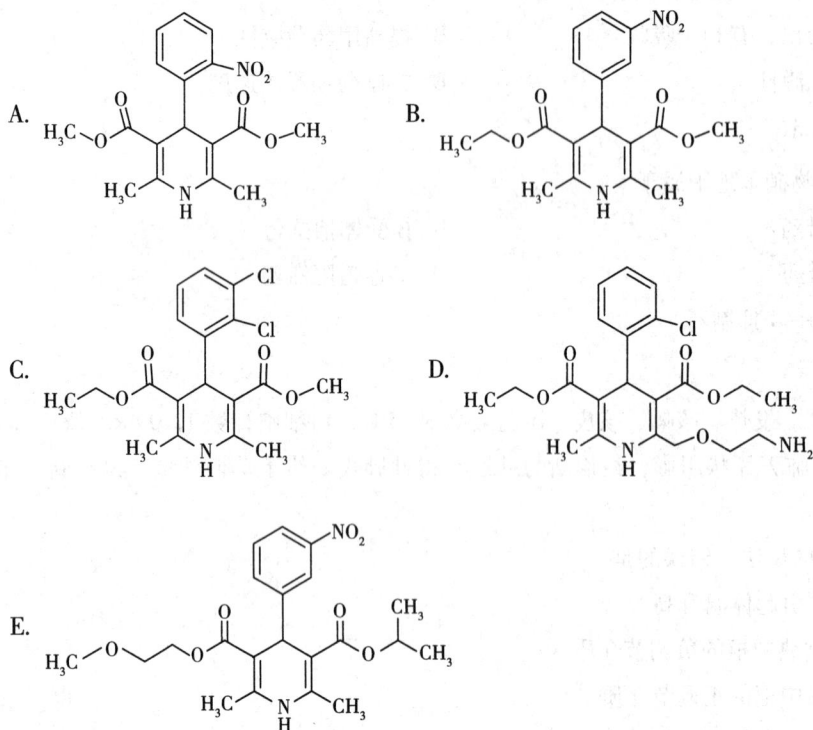

95. 关于下列结构的叙述，错误的是

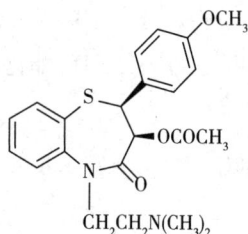

A. 属于苯硫氮䓬类钙通道阻滞药

B. 2S，3R - 异构体活性最高

C. 活性大小顺序依此为顺式 d - 异构体 > 顺式 dl - 异构体 > 顺式 l - 异构体 > 反式 dl - 异构体

D. 有首过消除

E. 代谢途径包括脱乙酰基

四、多项选择题（共 5 题，每题 1 分。每题的备选项中，有 2 个或 2 个以上符合题意，错选、少选均不得分）

96. 既是药品质量管理的三个层次，也是企业质量管理发展的三个阶段，该模式包括

A. 质量控制模式　　　　　　　　B. 质量保证模式

C. 质量改革模式　　　　　　　　D. 全面质量管理模式

E. 质量创新模式

97. 下列关于血糖水平的激素调节的描述，正确的有

A. 胰岛素由胰腺 β 细胞分泌，是体内唯一能降低血糖的激素

B. 胰高血糖素是由胰腺 α 细胞分泌的升高血糖的主要激素

C. 糖皮质激素是调节血糖的激素

D. 肾上腺素升高血糖的机制是引发肝和肌细胞内依赖 cAMP 的磷酸化级联反应，加速糖原分解

E. 肾上腺素主要在应激状态下发挥调节作用

98. 推荐每日清晨 7 ~ 8 时服用的药物有

A. 氢化可的松

B. 特布他林

C. 可的松

D. 铁剂

E. 茶碱

99. 根据下列药物的结构特点，可能发生的代谢反应为

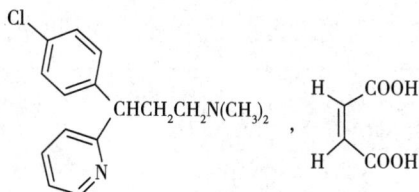

A. N-去甲基   B. N-氧化

C. 水解   D. 酯化

E. 还原

100. 下列结构中，具有抗抑郁作用的有

A.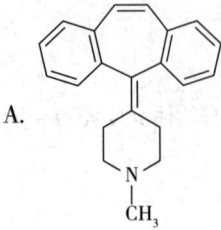

B.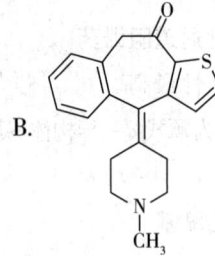

C.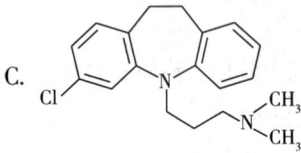

D.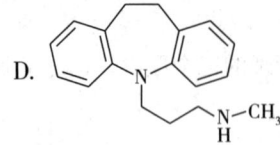

E.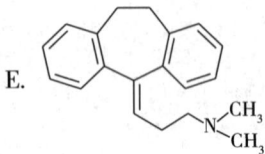

预测试卷（三）

（考试时间90分钟）

题型	最佳选择题	配伍选择题	综合分析选择题	多项选择题	总分
题分	40	45	10	5	100
得分					

一、最佳选择题（共40题，每题1分，每题的备选项中，只有1个最符合题意）

1. 青霉素来源于
   A. 植物
   B. 动物
   C. 微生物的代谢产物
   D. 天然配体
   E. 现有药物的改造

2. 可通过肺部给药，又可以通过鼻腔、口腔或皮肤给药的剂型是
   A. 片剂
   B. 洗剂
   C. 贴剂
   D. 粉雾剂
   E. 喷雾剂

3. 药物制剂稳定性变化可分为物理、化学和生物学三方面，下列稳定性变化中属于物理方面稳定性的是
   A. 氧化变色
   B. 水解沉淀
   C. 沉降分层
   D. 降解变色
   E. 腐败

4. 氯氮䓬片用紫外–可见分光光度法测定药物含量时，使用的标准物质是
   A. 标准品
   B. 对照品
   C. 对照药材
   D. 对照提取物
   E. 参考品

5. 分子中含有酚羟基，遇光易氧化变质，需避光保存的药物是
   A. 肾上腺素
   B. 维生素 A
   C. 苯巴比妥钠
   D. 维生素 B_2
   E. 叶酸

6. 双室模型静脉注射 $C = Ae^{-\alpha t} + Be^{-\beta t}$，末端浓度对数–时间直线的斜率求得的是
   A. α（分布速率常数）
   B. β（消除速率常数）
   C. A
   D. B
   E. $\alpha + \beta$

7. 单隔室模型口服给药浓度–时间曲线如图所示，后段浓度下降的原因是

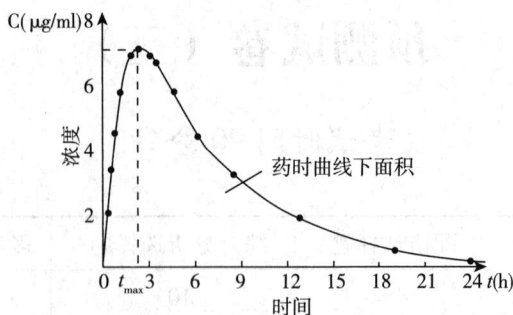

A. 药物的吸收　　　　　　　　　　　　B. 药物的分布

C. 药物的代谢　　　　　　　　　　　　D. 药物的排泄

E. 药物的消除

8. 下列注射剂的临床应用与注意事项，不正确的是

 A. 患者存在吞咽困难或明显的吸收障碍情况需使用注射剂

 B. 氨基酸类或胰岛素制剂一般需使用注射剂

 C. 一般提倡临用前配制

 D. 应尽可能减少注射次数

 E. 在不同注射途径的选择上，能够静脉注射的就不肌内注射

9. 维生素 C 注射剂中可应用的 pH 调节剂是

 A. 亚硫酸钠　　　　　　　　　　　B. 碳酸氢钠

 C. 氢氧化钠　　　　　　　　　　　D. 亚硫酸氢钠

 E. 维生素 E

10. 用于 O/W 型静脉注射乳剂的乳化剂有

 A. 聚山梨酯 80　　　　　　　　　　B. 普朗尼克

 C. 脂肪酸甘油酯　　　　　　　　　D. 三乙醇胺皂

 E. 脂肪酸山梨坦

11. 诺氟沙星注射剂与氨苄西林注射剂配伍会发生沉淀，是由于

 A. 溶剂组成改变　　　　　　　　　B. pH 值的改变

 C. 直接反应　　　　　　　　　　　D. 反应时间

 E. 成分的纯度

12. 血药浓度 – 时间曲线下面积的计算公式是

 A. $V = X/C$　　　　　　　　　　　B. $t_{1/2} = 0.693/k$

 C. $AUC = X_0/kV$　　　　　　　　　D. $Cl = C_0k$

 E. $Cl = kV$

13. 气雾剂早期常用的抛射剂是氟利昂，由于其会破坏臭氧层、导致紫外线增强，人们一直在寻找替代品，目前最有应用前景

 A. 氯氟烷烃　　　　　　　　　　　B. 氢氟烷烃

C. 碳氢化合物　　　　　　　　　　　D. 压缩气体二氧化碳、氮气等

E. 溴氟烷烃

14. 多数小分子药物口服后，在体内吸收、代谢和排泄的主要器官分别是

A. 大肠、肾脏和肝脏　　　　　　　　B. 大肠、肝脏和粪便

C. 小肠、肝脏和肾脏　　　　　　　　D. 小肠、肺和血液

E. 空肠、血液和肾脏

15. 静脉注射头孢呋辛钠，消除87.5%时，所经历的半衰期个数是

A. 1　　　　　　　　　　　　　　　　B. 1.5

C. 2　　　　　　　　　　　　　　　　D. 3

E. 4

16. 阿司匹林栓主要吸收部位是

A. 胃　　　　　　　　　　　　　　　　B. 回肠

C. 空肠　　　　　　　　　　　　　　　D. 结肠

E. 直肠

17. 多数药物透皮吸收的主要途径是透过角质层、表皮进入真皮，被毛细血管吸收进入血液循环，而皮肤的通透性低，是由于

A. 表皮的高屏障作用

B. 角质层的高屏障作用

C. 真皮的酶降解作用

D. 毛细血管壁的低通透性

E. 毛囊的低通透性

18. 作为混悬剂助悬剂的是

A. 聚山梨酯 - 80　　　　　　　　　　B. 枸橼酸钠

C. 西黄蓍胶　　　　　　　　　　　　D. 枸橼酸

E. 硬脂酸镁

19. 只存在于 DNA 中的碱基为

A. 鸟嘌呤　　　　　　　　　　　　　B. 腺嘌呤

C. 胞嘧啶　　　　　　　　　　　　　D. 尿嘧啶

E. 胸腺嘧啶

20. 多发生于青少年，因自身免疫使胰岛 β 细胞功能缺陷导致胰岛素分泌不足的糖尿病为

A. 0 型糖尿病　　　　　　　　　　　B. 1 型糖尿病

C. 2 型糖尿病　　　　　　　　　　　D. 3 型糖尿病

E. 4 型糖尿病

21. 抑制细菌细胞壁合成的抗生素是

A. β - 内酰胺类　　　　　　　　　　B. 多黏菌素类

C. 四环素类　　　　　　　　　　　　D. 氨基糖苷类

E. 氯霉素

22. 下列属于外致热原的是
    A. 白细胞介素 - 1
    B. 肿瘤坏死因子
    C. 内毒素
    D. 干扰素
    E. 巨噬细胞炎症蛋白 - 1

23. 下列不良反应属于后遗效应的是
    A. 阿托品用于解除胃肠痉挛时，会引起口干、心悸、便秘
    B. 服用巴比妥类催眠药后，次晨出现的乏力、困倦等"宿醉"现象
    C. 致癌、致畸胎和致突变
    D. 假性胆碱酯酶缺乏者，应用骨骼肌松弛药琥珀胆碱后的呼吸暂停反应
    E. 长期服用中枢性降压药可乐定治疗高血压，突然停药，次日血压明显升高

24. 受体对其配体有高度识别能力，对配体的化学结构与立体结构具有很高的专一性，体现的受体性质是
    A. 可逆性
    B. 多样性
    C. 特异性
    D. 饱和性
    E. 灵敏性

25. 喷他佐辛属于
    A. 完全激动药
    B. 部分激动药
    C. 反向激动药
    D. 竞争性拮抗药
    E. 非竞争性拮抗药

26. 对一种类型的受体激动药的反应下降，而对其他类型受体激动药的反应性不变的现象称为
    A. 异源脱敏
    B. 同源脱敏
    C. 受体下调
    D. 受体增敏
    E. 受体上调

27. 某药的 ED_{50} 为 50mg/kg，LD_{50} 为 500mg/kg，该药的治疗指数为
    A. 600
    B. 20
    C. 30
    D. 60
    E. 10

28. 使用大剂量时通过耗竭去甲肾上腺素而引起抑郁症和其他神经症状的药物是
    A. 氯丙嗪
    B. 长春新碱
    C. 利血平
    D. 可卡因
    E. 安非他明

29. 关于元素杂质的描述，正确的是
    A. 第 1 类的潜在元素杂质来源以及给药途径都需要进行风险评估
    B. 砷属于第 2 类元素杂质
    C. 2B 类元素出现在药品中的相对可能性高，因此对所有潜在元素杂质来源以及给药途径

都需要进行风险评估

D. 第 3 类元素在不需要进行吸入和注射给药途径的风险评估

E. 银属于第 3 类元素杂质

30. 下列结构中，有两个手性中心，优映体是（R，R）-（＋）-对映体的是

A. 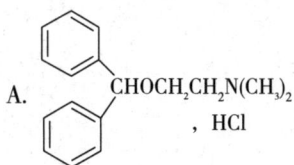 , HCl

B.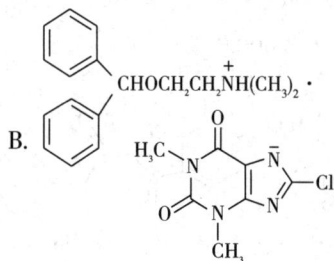

C.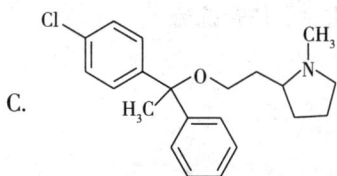

D.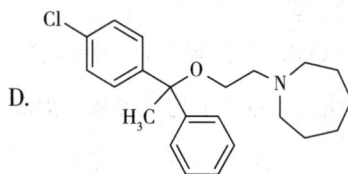

E.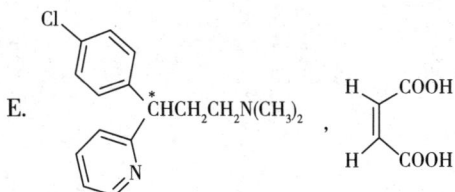

31. 下列结构中，代谢产物被开发成第三代抗组胺药的是

A.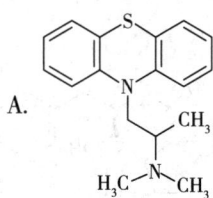

B.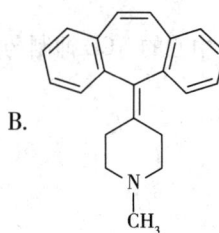

C.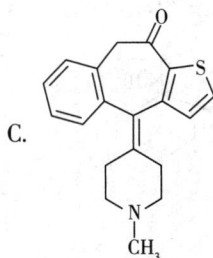

D.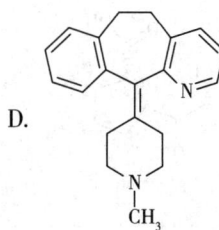

E.

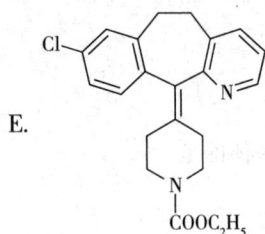

32. 化学结构为 的药物属于

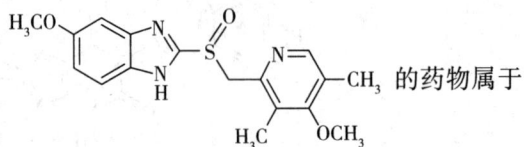

    A. 不可逆质子泵抑制药　　　　　　B. 可逆性质子泵抑制药

    C. ACE 抑制药　　　　　　　　　　D. 组胺 H_1 – 受体拮抗药

    E. 选择性 COX – 2 抑制药

33. 从下列结构可以推断的构效关系，错误的是

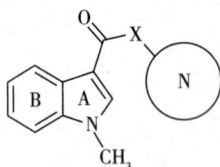

    A. 羰基氧形成水介导的氢键

    B. B 环与受体发生疏水结合

    C. A 环作为 B 环和羰基氧原子之间的间隔基

    D. 右侧的含氮杂环可质子化并与受体相互作用

    E. 属于 ACE 抑制药

34. 结构中含有五个手性中心的 ACE 抑制药是

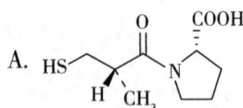

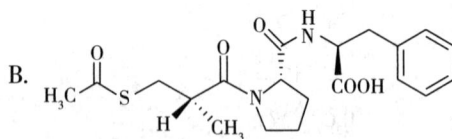

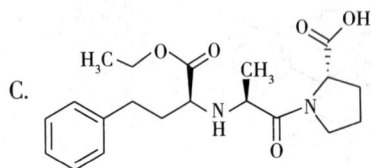

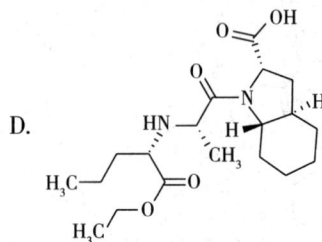

E.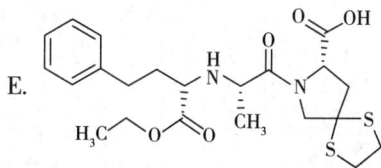

35. 关于下列结构的构效关系，描述错误的是

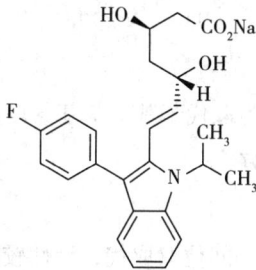

A. 属于羟甲戊二酰辅酶 A 还原酶抑制药

B. 可形成内酯，以内酯形式发挥作用

C. 3，5 - 二羟基的绝对构型对产生药效至关重要

D. 吲哚环不是活性必需，可替换为其他环结构

E. 会引起肌肉疼痛或横纹肌溶解

36. 下列对于普萘洛尔的描述，错误的是

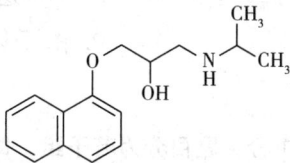

A. 是 β 受体拮抗药的代表药物

B. 临床上用外消旋体

C. 两种异构体具有同等效力

D. 外消旋体的毒性比单个对映体强

E. 具有芳氧丙醇胺类结构

37. 分子中含有四氮唑环与联苯结构，具有 AⅡ受体拮抗作用的药物是

A. 氯沙坦　　　　　　　　　　B. 卡托普利

C. 苯海拉明　　　　　　　　　D. 酮替芬

E. 酮康唑

38. 下列结构中含有烯丙氧基的非选择性 β 受体拮抗药的是

A. 普萘洛尔　　　　　　　　　B. 阿普洛尔

C. 氧烯洛尔　　　　　　　　　D. 吲哚洛尔

E. 纳多洛尔

39. 关于下列结构构效关系的描述，错误的是

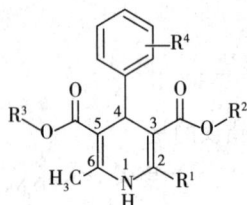

A. C_4 位取代基与活性关系依次为取代苯基 > 苯基 > 环烷基 > 烷基 > H

B. C_3、C_5 位为酯基时，活性较好

C. 1, 4 - 二氢吡啶环是必要的

D. R^4 为邻位或间位取代，或邻、间位双取代，活性较大

E. 光催化降解产物仍有活性

40. 具有 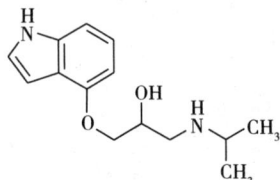 化学结构的药物属于

A. β 受体拮抗药

B. 不可逆质子泵抑制药

C. 血管紧张素Ⅱ受体拮抗药

D. $β_2$ 受体激动药

E. 组胺 H_1 受体拮抗药

二、配伍选择题（共 45 题，每题 1 分，题目分为若干组，每组题目对应同一组备选项，备选项可重复选用，也可不选用。每题只有 1 个备选项最符合题意）

[41 ~ 43]

A. 0.2%

B. 0.5%

C. 0.1%

D. 百万分之十（10ppm）

E. 百万分之一（1ppm）

41. 重金属杂质铅（Pb）限量通常为

42. 砷盐（As）检查法有古蔡氏法和二乙基二硫代氨基甲酸银（AgDDC）法，限量通常为

43. 《中国药典》规定，药物中第 3 类有机溶剂残留量的限度为

[44 ~ 45]

A. 单克隆抗体

B. 二棕榈酸磷脂（DPPC）和二硬脂酸磷脂（DSPC）一定比例混合

C. 磷脂与胆固醇

D. 聚乙二醇

E. 十七烷酸磷脂

44. 制备普通脂质体的材料是

45. 用于长循环脂质体表面修饰的材料是

[46～49]

    A. 葡萄糖   B. 二氧化碳

    C. 亚硫酸钠和亚硫酸氢钠   D. 氢氧化钠

    E. 注射用水

    注射用细胞色素 C（无菌冻干制剂）包含以上成分，其中，

46. 抗氧剂是

47. 填充剂是

48. pH 调节剂是

49. 冻干过程中逐步至完全除去的是

[50～53]

    A. 液状石蜡   B. 甘油

    C. 十二烷基硫酸钠   D. 羟苯乙酯

    E. 蒸馏水

    水杨酸乳膏处方：水杨酸、硬脂酸甘油酯、硬脂酸、白凡士林、液状石蜡、甘油、十二烷基硫酸钠、羟苯乙酯、纯化水。

50. 处方中保湿剂为

51. 处方中油相基质为

52. 处方中防腐剂为

53. 处方中乳化剂为

[54～57]

    A. 单室单剂量血管外给药血药浓度－时间关系式

    B. 单室单剂量静滴血药浓度－时间关系式

    C. 单室单剂量静注血药浓度－时间关系式

    D. 单室多剂量静注血药浓度－时间关系式

    E. 某口服制剂的绝对生物利用度

54. $C = C_0 e^{-kt}$ 是

55. $C = \dfrac{k_a F X_0}{V(k_a - k)}(e^{-kt} - e^{-k_a t})$ 是

56. $F = \dfrac{(\text{AUC}_{0\to\infty})_{口服}}{(\text{AUC}_{0\to\infty})_{静注}}$ 是 $F = \dfrac{\text{AUC}_{(po)}/\text{Dose}_{(po)}}{\text{AUC}_{(iv)}/\text{Dose}_{(iv)}} \times 100\%$ 表示

57. $C = \dfrac{X_o}{V}\left(\dfrac{1 - e^{-nk\tau}}{1 - e^{-k\tau}}\right)e^{-kt}$ 是

[58～60]

    A. G - 蛋白偶联受体

    B. 配体门控的离子通道受体

    C. 酪氨酸激酶受体

    D. 鸟苷酸环化酶受体

    E. 细胞核激素受体

58. 肾上腺素受体属于

59. 胰岛素受体属于

60. N 型乙酰胆碱受体属于

[61～65]

    A. 影响机体免疫功能   B. 影响转运体

    C. 改变细胞周围环境的理化性质   D. 补充体内物质

    E. 非特异性作用

61. 消毒防腐药的作用机制为

62. 胰岛素治疗糖尿病的作用机制为

63. 静脉注射甘露醇解毒的作用机制为

64. 丙磺舒治疗痛风的作用机制为

65. 左旋咪唑用于免疫缺陷性疾病的作用机制为

[66～69]

    A. EGFR 突变   B. BRAF V600E/K 突变

    C. HER - 2 扩增   D. ALK 融合

    E. HER - 3 扩增

66. 黑色素瘤患者，在应用达拉非尼靶向治疗前，需检测的基因突变类型为

67. 非小细胞肺癌患者，在应用色瑞替尼靶向治疗前，需检测的基因突变类型为

68. 胃癌患者，在应用曲妥珠单抗靶向治疗前，需检测的基因突变类型为

69. 非小细胞肺癌患者，在应用吉非替尼靶向治疗前，需检测的基因突变类型为

[70～71]

    A. 睡前服用   B. 饭后服用

    C. 晨起 08：00 服用   D. 饭前服用

    E. 任意时间服用

70. 为使降低血清胆固醇的作用更强，调血脂药辛伐他汀推荐给药时间为

71. 使外源性糖皮质激素血浆浓度与内源性糖皮质激素分泌昼夜节律重合，减少皮质分泌功能
    抑制的不良反应，推荐给药时间为

[72~75]

A.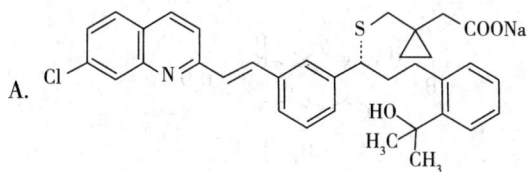

B.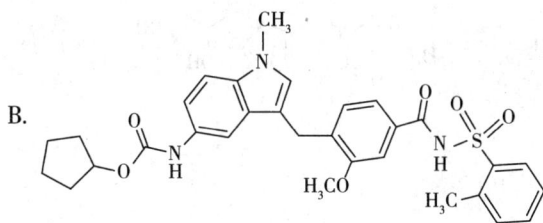

C.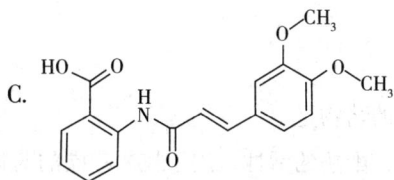

D.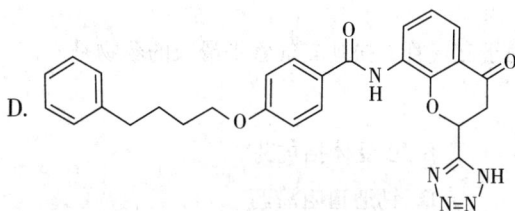

E.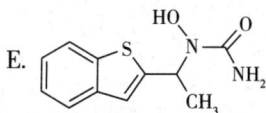

72. 结构中含有吲哚片段，有效拮抗 LTD4，可作为轻中度哮喘的有效治疗药物的是

73. 结构中含有四氮唑片段，改善轻、中度患者的肺功能，显著降低日间及夜间哮喘症状评分，减少夜间憋醒次数的药物是

74. 结构中含有环丙烷片段，拮抗过敏介质介导的气道收缩，改善呼吸道炎症，使气管通畅的选择性白三烯受体拮抗剂是

75. 结构中含有 N-羟基脲片段，通过对 5-脂氧酶的抑制，减少白三烯的生成，用于治疗哮喘的药物是

[76 ~ 79]

A.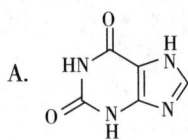

B. 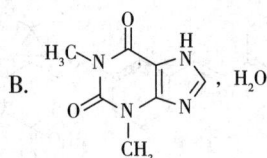 , H_2O

C. 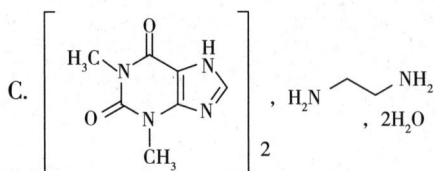 , H_2N~~NH_2 , $2H_2O$

D.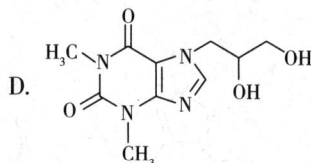

E.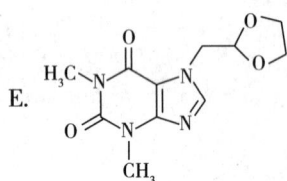

76. 与乙二胺成复盐，水溶性增加，可作为注射剂使用的药物是

77. 上述结构中分子量最小的黄嘌呤衍生物，抑制磷酸二酯酶的活性，用于控制哮喘的药物是

78. 7 位二羟丙基取代，对心脏和神经系统影响较小，尤适用于伴心动过速的哮喘患者的药物是

79. 具有 1,3 - 二氧环戊基片段，可直接作用于支气管，松弛支气管平滑肌的药物是

[80 ~ 82]

A. 钠通道阻滞药　　　　　　　　　B. β 受体拮抗药

C. 延长动作电位时程药物　　　　　D. 钙通道阻滞药

E. 羟甲戊二酰辅酶 A 还原酶抑制药

80. Ⅰ类抗心律失常药物也称为

81. Ⅲ类抗心律失常药物也称为

82. Ⅳ类抗心律失常药物也称为

[83 ~ 85]

A.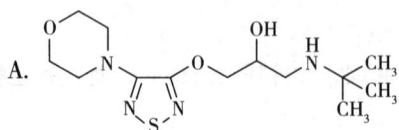

B.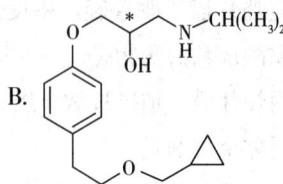

C.

D.

E.

83. 属于非选择性 β 受体拮抗药的是

84. 属于选择性 β_1 受体拮抗药的是

85. 属于 α，β 受体拮抗药的是

三、综合分析选择题（共 10 题，每题 1 分。题目分为若干组，每组题目基于同一个临床情景、病例、实例或者案例展开。每题的备选项中，只有 1 个最符合题意）

[86 ~ 89]

患者男，65 岁。体重 55kg，由于心房颤动导致频脉，引起心悸、胸闷、乏力等症状，接受地高辛治疗。地高辛可以通过减慢房室传导，降低心室率，从而改善患者的症状。尤其对于伴有心力衰竭的房颤患者，地高辛在改善心功能的同时，也有助于控制心室率。地高辛还可增加心肌收缩力，在一定程度上改善心脏的泵血功能。

86. 已知地高辛片给药 BA 为 80%，地高辛总清除率为 $100ml/(h \cdot kg)$。要维持地高辛平均稳态血药浓度 1ng/ml，其维持量是

  A. 0.05mg/d   B. 0.10mg/d

  C. 0.17mg/d   D. 1.0mg/d

  E. 1.7mg/d

87. 地高辛需进行血药浓度监测的原因是

  A. 个体差异很大   B. 具非线性动力学特征

  C. 治疗指数小、毒性反应强   D. 特殊人群用药有较大差异

  E. 毒性反应不易识别

88. 关于地高辛的治疗，叙述错误的是

  A. 对于甲状腺功能亢进患者，排泄加强，地高辛血药浓度减少，作用减弱

  B. 地高辛主要经肝脏排泄，肝功能障碍患者需要减量

  C. 应该注意恶心、呕吐和心律失常等中毒症状

  D. 地高辛属于治疗窗窄的药物

  E. 地高辛用量不当或用量不足的临床反应难以识别

89. 口服地高辛片为普通片，不可能含有的成分是

  A. 乳糖   B. 淀粉

  C. 丙烯酸树脂Ⅱ号   D. 硬脂酸镁

  E. 聚维酮

[90 ~ 92]

  在对新药 A 和新药 B 进行研究的时候得到如图所示的 A 药和 B 药的 EC 和 TD 曲线。两药的 ED_{50} 和 LD_{50} 均相同。

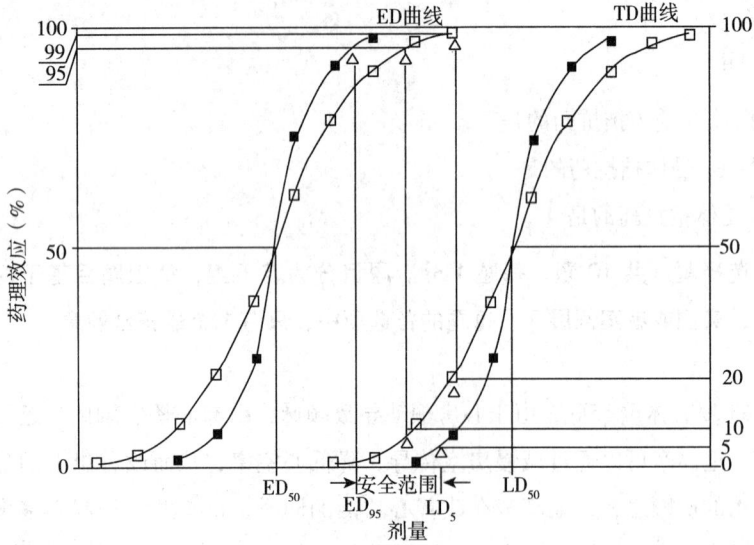

药物的治疗指数与安全范围
新药 A（─■─）和新药 B（─□─）

90. A 药和 B 药的治疗指数比较为

  A. A ＞ B   B. A ＜ B

  C. A ＝ B   D. 无法判断

  E. 需要根据 A 药和 B 药的剂量而定

91. A 药和 B 药的安全范围比较为

  A. A ＞ B   B. A ＜ B

  C. A ＝ B   D. 无法判断

  E. 需要根据 A 药和 B 药的剂量而定

92. A 药和 B 药比较，使用更安全的是

  A. A ＞ B   B. A ＜ B

  C. A ＝ B   D. 无法判断

  E. 需要根据 A 药和 B 药的剂量而定

[93 ~ 95]

  严重烧伤后，含有大量蛋白质的渗出液和烧伤创面的坏死组织是细菌、真菌的良好培养

基，因此在其休克时或继发休克后，真菌感染是对严重烧伤患者的一个非常严重的威胁，同时也要考虑到镇静和镇痛。

93. 下列药物中，治疗深部真菌感染的首选药是

    A. 酮康唑
    B. 伏立康唑
    C. 咪康唑
    D. 噻康唑
    E. 氟康唑

94. 下列药物中，不易导致成瘾性、适用于中重度疼痛的是

    A. 吗啡
    B. 羟考酮
    C. 舒芬太尼
    D. 曲马多
    E. 布桂嗪

95. 下列药物中，属于非苯二氮草类药物且作用在 $GABA_A$ 受体 – 氯离子通道复合物的特殊位点上的是

    A. 艾司唑仑
    B. 三唑仑
    C. 唑吡坦
    D. 艾司佐匹克隆
    E. 扎来普隆

四、多项选择题（共 5 题，每题 1 分。每题的备选项中，有 2 个或 2 个以上符合题意，错选、少选均不得分）

96. 口服液体制剂中防腐剂的有

    A. 甲醇
    B. 亚硫酸钠
    C. 尼泊金乙酯
    D. 苯甲酸钠
    E. 薄荷油

97. 维系蛋白质三级结构的动力有

    A. 疏水作用
    B. 氢键
    C. 盐键（离子键）
    D. 范德瓦耳斯力
    E. 二硫键

98. 下列关于竞争性拮抗药的描述，正确的有

    A. 使激动药量 – 效曲线平行右移
    B. 使激动药的效能降低
    C. 与受体结合亲和力小
    D. 无内在活性
    E. 与受体的亲和力可用拮抗参数 pA_2 表示

99. 下列结构中，具有抗精神病作用的有

A.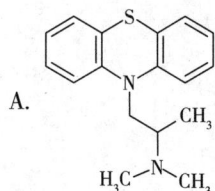

B.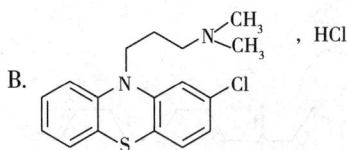

C.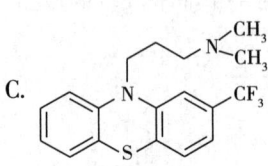

D.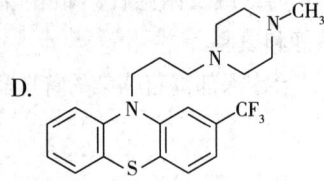

E.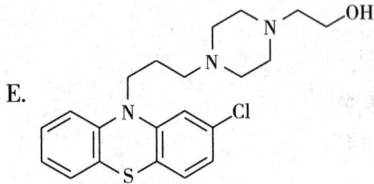

100. 下列结构中，属于非镇静性抗组胺药的有

A.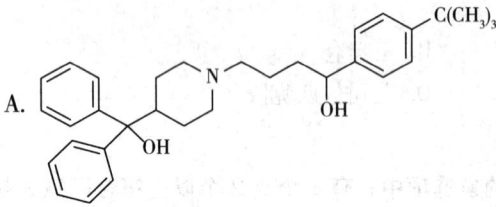

B.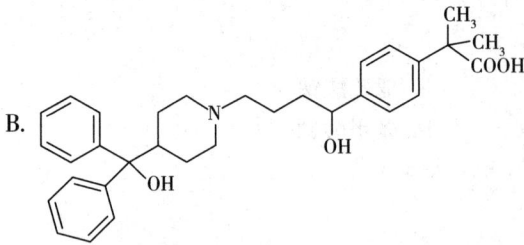

C.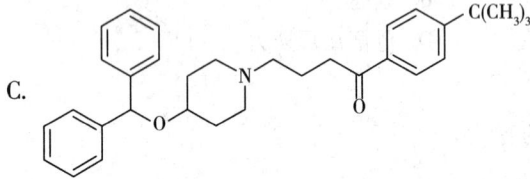

D.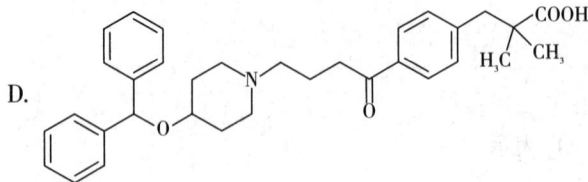

E.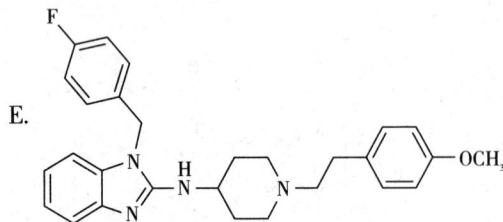

预测试卷（四）

（考试时间90分钟）

题型	最佳选择题	配伍选择题	综合分析选择题	多项选择题	总分
题分	40	45	10	5	100
得分					

一、最佳选择题（共40题，每题1分，每题的备选项中，只有1个最符合题意）

1. 下列关于药品名的说法，描述正确的是
   A. 药品不能申请商品名
   B. 药品通用名可以申请专利和行政保护
   C. 药品化学名是国际非专有药品名称
   D. 制剂一般采用商品名加剂型名
   E. 药典中使用的名称是通用名

2. 可作为注射剂，也可作为滴眼剂、滴鼻剂、灌肠剂等使用的制剂是
   A. 甘露醇溶液
   B. 甘油溶液
   C. 生理盐水
   D. 维生素C溶液
   E. 乙醇溶液

3. 微生物污染滋长，引起药物的酶败分解变质，危害性极大。下列稳定性变化中属于生物学方面稳定性的是
   A. 光解
   B. 水解
   C. 沉降
   D. 分层
   E. 腐败

4. 根据《中国药典》关于贮藏要求，正确的是
   A. 遮光系指避免日光直射
   B. 避光系指用不透光的容器包装
   C. 密闭系指将容器密闭，以防止尘土与异物的进入
   D. 密封系指将容器熔封，以防止空气与水分的进入
   E. 阴凉处系指贮藏处温度不超过10℃

5. ISO 9000系列核心标准中提供质量管理体系的有效性和效率指南的是
   A. ISO 9000
   B. ISO 9001
   C. ISO 9002
   D. ISO 9004
   E. ISO 19011

6. 按使用方式，可将药品的包装材料分为
   A. 容器、片材、袋、塞、盖等
   B. 金属、玻璃、塑料等

45

C. Ⅰ、Ⅱ、Ⅲ三类   D. 液体和固体

E. 普通和无菌

7. 下列制剂不具有靶向性的是

A. 脂质体   B. 微囊

C. 口服乳剂   D. 毫微球

E. 纳米粒

8. 由于成分复杂，不透明发生浑浊和沉淀时不易观察而不易与其他药物注射液配伍的是

A. 20%的甘露醇   B. 血液

C. 林格液   D. 0.167mol/L 乳酸钠

E. 25%枸橼酸钠注射液

9. 下列有关助溶剂的叙述，错误的是

A. 助溶剂可溶于水，多为低分子化合物

B. 助溶剂可与药物形成络合物、复盐或缔合物

C. 表面活性剂能增加药物溶解度，可作为助溶剂使用

D. 苯甲酸钠作为助溶剂可以增加氢化可的松在水中的溶解度

E. 助溶剂亦可以被吸收，也可以在体液中释放出药物

10. 磺胺嘧啶钠注射液中，作为保护气体应通入

A. 惰性气体   B. NO

C. 空气   D. 氟利昂

E. 甲烷

11. 两性霉素 B 注射液，可加入5%葡萄糖注射液中静脉滴注。若与电解质输液联合使用，易析出沉淀，是由于

A. 溶剂组成改变   B. pH 的改变

C. 直接反应   D. 盐析作用

E. 成分的纯度

12. 某药物为单室模型，肌内注射给药浓度 – 时间曲线如图所示，前段浓度上升的原因是

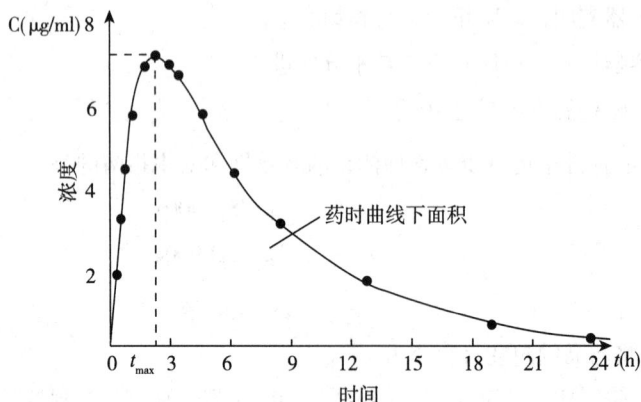

A. 药物的吸收   B. 药物的分布

C. 药物的代谢   D. 药物的排泄

E. 药物的消除

13. 单室模型静脉注射多剂量给药血药浓度－时间关系式为

A. $C = C_0 \cdot e^{-kt}$

B. $\lg C = -\dfrac{k}{2.303}t + \lg C_0$

C. $C = A \cdot e^{-at} + B \cdot e^{-\beta t}$

D. $\ln C = -kt + \ln C_0$

E. $C_n = \dfrac{X_0}{V}\left(\dfrac{1 - e^{-nk\tau}}{1 - e^{-k\tau}}\right)e^{-kt}$

14. 小肠上皮细胞、脂肪细胞、血－脑屏障血液侧的细胞膜中葡萄糖吸收或跨膜的过程为

A. 膜动转运   B. 简单扩散

C. 主动转运   D. 滤过

E. 易化扩散

15. 阿替洛尔水中易溶，不能跨过胃肠壁膜，口服生物利用度低，则该药物属于生物药剂学分类系统（BCS）中的

A. BCS Ⅰ 类   B. BCS Ⅱ 类

C. BCS Ⅲ 类   D. BCS Ⅳ 类

E. BCS Ⅰ 类或Ⅲ类

16. 片剂的泡腾崩解剂为

A. 淀粉及其衍生物   B. 纤维素类衍生物

C. 羧甲基淀粉钠   D. 枸橼酸＋碳酸氢钠

E. 交联聚维酮

17. 可用于制备 O/W 型乳剂的是

A. 阿拉伯胶   B. 油酸钙

C. 硬脂酸镁   D. 氢氧化锌

E. 氢氧化钙

18. 氧氟沙星滴耳液中加入甘油和醋酸的作用分别是

A. 溶剂和 pH 调节剂   B. 润湿剂和 pH 调节剂

C. 助溶剂和等渗调节剂   D. 润湿剂和等渗调节剂

E. 等渗调节剂和助溶剂

19. 下列关于酶的描述，正确的是

A. 一种辅酶只能与一种酶蛋白结合

B. 辅基通常与酶蛋白以离子键结合，在反应中不能离开酶蛋白

C. 对于结合酶而言，只有全酶才具有催化活性

D. 酶的分子中存在的功能基团即为酶的活性中心

E. 脂肪酶属于氧化还原酶类

20. 下列关于胆固醇代谢的描述，正确的是
    A. 外源性摄取是机体胆固醇最主要的来源
    B. 胆固醇体内合成的原料是乙酰 CoA
    C. 由 HMG－CoA 还原为羟甲戊酸（MVA）包括多步反应，是整个胆固醇合成反应途径的限速反应
    D. HMG－CoA 合成酶是胆固醇合成途径中的调节酶，而且也是调血脂药作用的中心环节
    E. 维生素 D_3 是机体胆固醇最主要的转化产物

21. 使用硝酸甘油缓解心绞痛属于
    A. 补充疗法　　　　　　　　　　　B. 对因治疗
    C. 对症治疗　　　　　　　　　　　D. 替代疗法
    E. 标本兼治

22. 先天性葡萄糖－6－磷酸脱氢酶缺乏的疟疾患者服用磺胺类药物后，发生急性溶血性贫血的现象被称为
    A. 毒性反应　　　　　　　　　　　B. 后遗效应
    C. 特异质反应　　　　　　　　　　D. 停药反应
    E. 依赖性

23. 根据下图的药物与受体的亲和力及内在活性对量－效曲线的影响图，下列描述正确的是

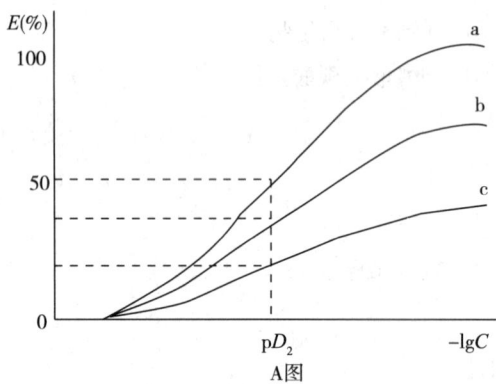

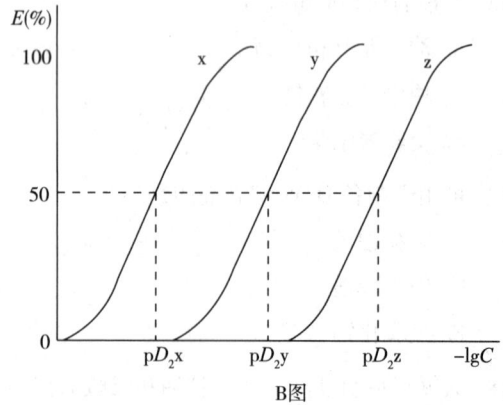

A图　　　　　　　　　　　　　　　B图

    A. a、b、c 三药与受体的亲和力指数（pD_2）相等，但内在活性（E_{max}）大小顺序为 a > b > c
    B. x、y、z 三药与受体的亲和力指数（pD_2）大小顺序为 x > y > z，但内在活性（E_{max}）相等
    C. a、b、c 三药与受体的亲和力指数（pD_2）相等，但内在活性（E_{max}）相等
    D. x、y、z 三药与受体的亲和力指数（pD_2）相等，但内在活性（E_{max}）相等
    E. 无法判断 a、b、c 和 x、y、z 的亲和力和内在活性

24. 属于第三信使的是
    A. 转录因子
    B. 一氧化氮
    C. cGMP
    D. IP_3
    E. PGs

25. 长期应用拮抗药，造成受体数量或敏感性提高的现象为
    A. 异源脱敏
    B. 同源脱敏
    C. 受体增敏
    D. 受体下调
    E. 特异性脱敏

26. 奥美拉唑在亚洲人群中需调整剂量的主要原因是
    A. 亚洲人 CYP2C19 弱代谢型比例较高
    B. 亚洲人对奥美拉唑过敏率高
    C. 亚洲人消化道溃疡发病率低
    D. 奥美拉唑在亚洲价格较贵
    E. 亚洲人饮食结构影响药物吸收

27. 磺胺类药物可使红细胞中的血红蛋白转变成高铁血红蛋白引起高铁血红蛋白血症的毒性是
    A. 药物引起细胞功能紊乱导致的毒性
    B. 药物直接与靶点分子产生毒性
    C. 药物对组织细胞结构的损害作用
    D. 药物影响免疫功能导致的毒性
    E. 药物抑制氧的吸收、运输和利用导致的毒性

28. 下列不属于特质性药物毒性的是
    A. 非甾体抗炎药罗非昔布引发的心肌梗死
    B. 非甾体抗炎药双氯芬酸引发肝脏毒性
    C. β-受体拮抗剂普拉洛尔引发特质性硬化性腹膜炎
    D. 非甾体抗炎药舒多昔康引发肝脏毒性
    E. 过氧化酶体增殖激活 γ 受体（PPARγ）激动药曲格列酮引起的肝脏毒性

29. 下列属于残留溶剂第 2 类溶剂，即应限制的溶剂的是
    A. 甲醇
    B. 四氯化碳
    C. 苯
    D. 丙酮
    E. 乙酸

30. 下列关于 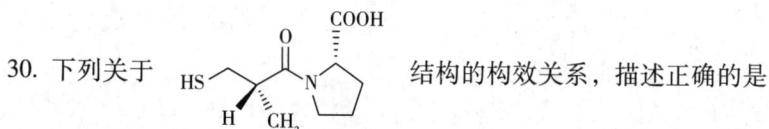 结构的构效关系，描述正确的是

    A. 巯基可用羧基或膦酸基替代

B. 立体构型对药物活性影响较小

C. 巯基酯化后活性显著降低

D. R，R，R 的构型具有最佳的酶抑制活性

E. 羧基端氨基酸的优势构型为 D - 构型

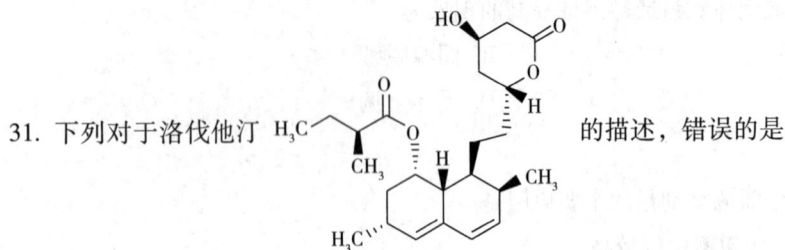

31. 下列对于洛伐他汀 的描述，错误的是

A. 是天然的 HMG - CoA 还原酶抑制药

B. 体外表现出良好的 HMG - CoA 还原酶抑制作用

C. 关键药效团为 3,5 - 二羟基戊酸

D. 结构含有 8 个手性中心

E. 氢化萘环上酯侧链的立体化学对活性影响不大

32. 化学结构中不含四氮唑基的血管紧张素 Ⅱ 受体拮抗药是

A. 氯沙坦　　　　　　　　　　B. 缬沙坦

C. 厄贝沙坦　　　　　　　　　D. 替米沙坦

E. 坎地沙坦酯

33. 下列药物结构中，具有选择性 β_1 受体拮抗作用的是

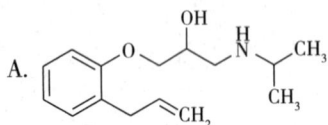

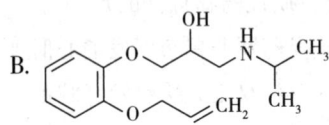

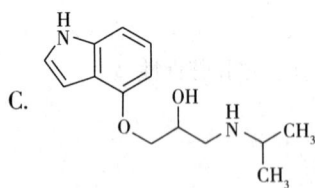

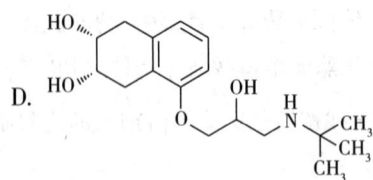

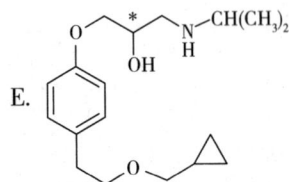

34. 下列关于硝苯地平的叙述，错误的是

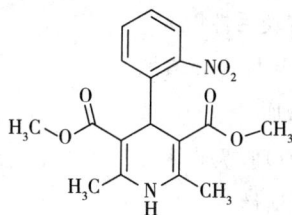

    A. 二苯并二氮䓬类药物

    B. 在肝脏内转换为无活性的代谢产物

    C. 抑制心肌对钙离子的摄取

    D. 用于治疗冠心病，缓解心绞痛

    E. 具有肝首过消除

35. 下列 1,4 - 二氢吡啶类钙通道阻断药的结构中，4 位为 2,1,3 - 苯并氧杂䓬二唑环的是

    A. 硝苯地平   B. 尼群地平

    C. 非洛地平   D. 依拉地平

    E. 拉西地平

36. 下列关于维拉帕米的叙述，错误的是

    A. 属于钙通道阻滞药   B. 分子中含有手性碳原子

    C. 左旋体比右旋体的作用强   D. 具有光催化降解活性

    E. 代谢物仍具有活性

37. 关于药物 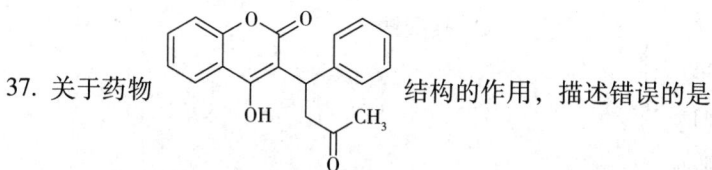 结构的作用，描述错误的是

    A. 基本结构为 4 - 羟基香豆素   B. 具有抗凝血作用

    C. 抑制维生素 K 环氧还原酶   D. 含有一个手性碳

    E. R - 异构体优于 S - 异构体

38. 对下列药物结构的作用，描述正确的是

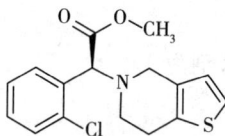

    A. 血小板二磷酸腺苷受体拮抗药   B. 不可逆质子泵抑制药

    C. 小分子凝血酶抑制药   D. 凝血因子 X a 抑制药

    E. 钙通道阻滞药

39. 下列关于肾上腺皮质激素类药物构效关系的叙述，错误的是

    A. 分子中引入 C_1、C_2 双键，抗炎活性增大

    B. 在甾体激素中引入氟原子，活性显著增加

    C. 引入 16 - 甲基，抗炎活性增加

    D. 21 - 位酯化得到前药，增加口服吸收率

    E. 17 位 β - 羧酸成酯后不具备活性

40. 关于下列结构的叙述，错误的是

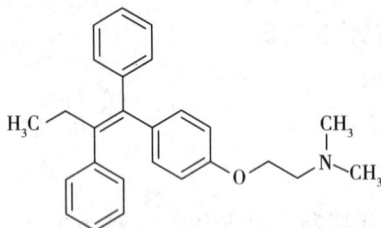

    A. 属于非甾体类三苯乙烯衍生物   B. 药用 E 型异构体

    C. 用于治疗雌激素依赖型的乳腺癌   D. 在肝内代谢

    E. 主要代谢反应为 N - 脱甲基

二、配伍选择题（共 45 题，每题 1 分，题目分为若干组，每组题目对应同一组备选项，备选
    项可重复选用，也可不选用。每题只有 1 个备选项最符合题意）

[41 ~ 43]

    A. 氯化钠   B. 焦亚硫酸钠

    C. 维生素 E   D. 碳酸钠

    E. 硫代硫酸钠

41. 弱碱性药液可选用的抗氧剂是

42. 弱酸性药液可选用的抗氧剂是

43. 可用于油性药液的抗氧剂是

[44 ~ 47]

    A. 制药用水   B. 纯化水

    C. 注射用水   D. 灭菌蒸馏水

    E. 灭菌注射用水

44. 口服、外用制剂配制用溶剂或稀释剂为

45. 常用滴眼剂的稀释剂的无热原水为

46. 用作注射液的稀释剂为

47. 容器的清洗溶剂为

[48 ~ 51]

    氟比洛芬酯乳状液型注射液的处方组成为：氟比洛芬酯、精制大豆油、注射用卵磷脂、

二油酰基磷脂酰丝氨酸、甘氨酸、pH 调节剂、注射用水。

  A. 精制大豆油   B. 注射用卵磷脂

  C. 二油酰基磷脂酰丝氨酸   D. 甘氨酸

  E. 注射用水

48. 乳化剂是

49. 油溶剂是

50. 渗透压调节剂是

51. 稳定剂是

[52 ~ 54]

  A. 干淀粉、L－HPC、碳酸氢钠和枸橼酸   B. 淀粉、乳糖、MCC

  C. 淀粉浆、HPMC、PVP   D. 硬脂酸镁、微粉硅胶、滑石粉

  E. 阿司帕坦

52. 崩解剂是

53. 黏合剂是

54. 稀释剂是

[55 ~ 57]

  A. 苯扎溴铵   B. 聚山梨酯80

  C. 卵磷脂   D. 十二烷基硫酸钠

  E. 乙醇

55. 属于非离子型表面活性剂的是

56. 属于两性离子型表面活性剂的是

57. 属于阴离子型表面活性剂的是

[58 ~ 62]

  A. mRNA   B. tRNA

  C. rRNA   D. snRNA

  E. siRNA

58. 蛋白质合成中的接合器分子，可携带氨基酸转运到核蛋白体的是

59. 细胞内含量最多的 RNA，与核糖体蛋白质构成核糖体的是

60. 作为 DNA 遗传信息传递至细胞质的中间物，决定蛋白质氨基酸序列的是

61. 参与 hnRNA 成熟转变为 mRNA 过程中的 RNA 剪接的是

62. 参与转录后调控，促进靶 RNA 降解，阻断基因表达的是

[63 ~ 64]

  A. 感染性休克   B. 脓毒症休克

  C. 心源性休克   D. 过敏性休克

  E. 神经源性休克

63. 心泵功能障碍导致的心排血量减少，血压在休克早期就显著下降的休克为

64. Ⅰ型变态反应即速发型超敏反应，常伴有荨麻疹以及呼吸道和消化道的过敏症状，发病急骤，血容量和回心血量急剧减少，动脉血压迅速而显著地下降的休克为

[65 ~ 69]

    A. 影响免疫功能　　　　　　　　　　B. 影响转运体

    C. 改变细胞周围环境的理化性质　　　D. 补充体内物质

    E. 非特异性作用

65. 消毒防腐药体外杀菌或防腐作用机制为

66. 胰岛素治疗糖尿病作用机制为

67. 氢氧化铝治疗胃溃疡的作用机制为

68. 丙磺舒治疗痛风的作用机制为

69. 环孢素抑制器官移植的排斥反应的作用机制为

[70 ~ 71]

    A. 异烟肼　　　　　　　　　　　　　B. 环磷酰胺

    C. 雷帕霉素　　　　　　　　　　　　D. 非那西丁

    E. 保泰松

70. 能抑制免疫细胞增殖的药物是

71. 能抑制免疫细胞分化的药物是

[72 ~ 75]

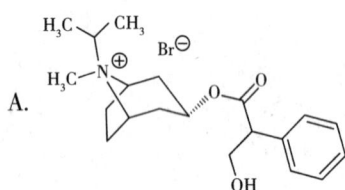

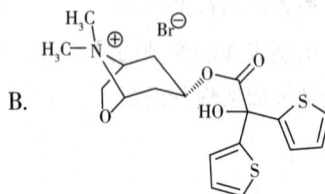

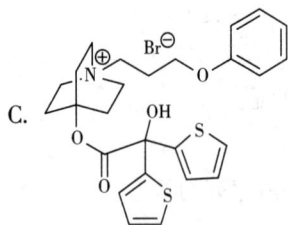

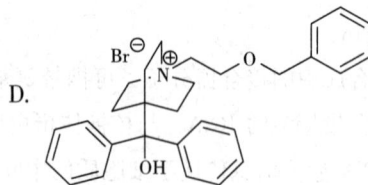

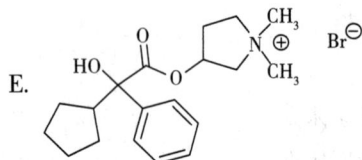

72. 为 N - 甲基东莨菪碱的 α,α - 二噻吩衍生物，颠茄中天然存在的东莨菪碱的季铵类似物的是

73. 具有双苯基取代和苄醚结构，用于 COPD 患者气流阻塞的长期维持治疗的药物是

74. 阿托品的 N - 异丙基类似物，主要用于缓解与 COPD 相关的支气管痉挛的药物是

75. 具有 1,1 - 二甲基吡咯烷基，适用于 COPD 的吸入治疗的药物是

[76 ~ 79]

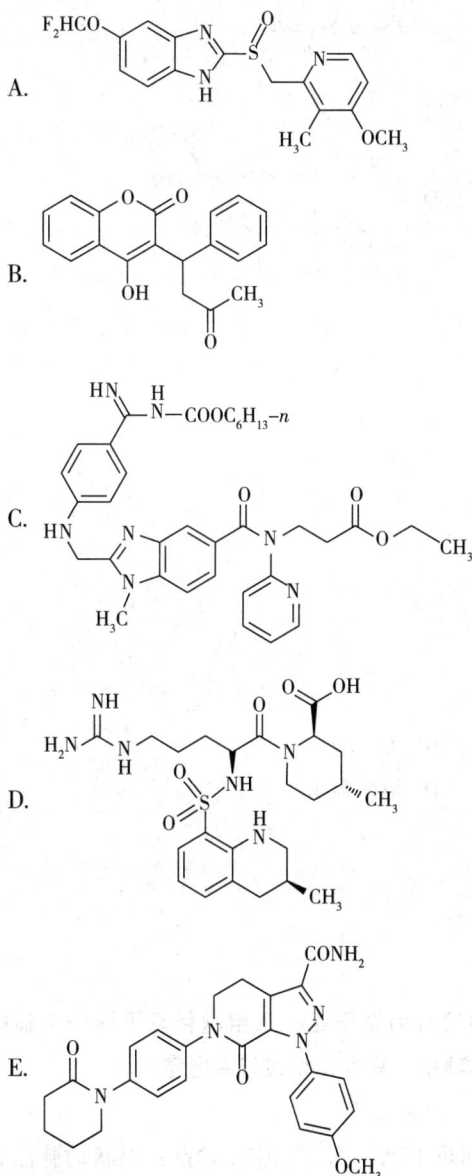

76. 结构中含有二氟甲氧基的不可逆质子泵抑制药的是

77. 属于香豆素类抗凝血药物的是

78. 属于前药型小分子凝血酶抑制药的是

79. 结构中包含精氨酸、哌啶和喹啉的三脚架结构的小分子凝血酶抑制药的是

[80～82]

A.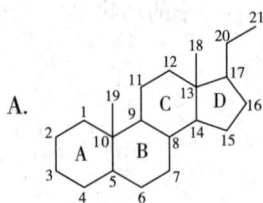

B.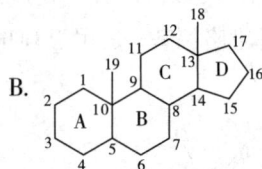

C.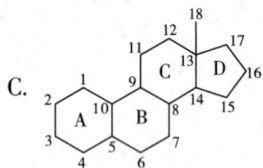

D.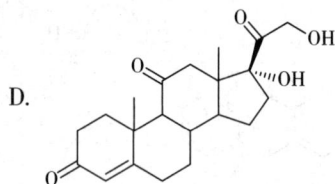

E.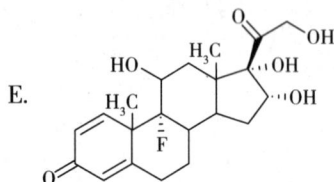

80. 孕甾烷的基本母核是

81. 雄甾烷的基本母核是

82. 雌甾烷的基本母核是

[83～85]

    A. 地塞米松   B. 雌二醇

    C. 雌酮   D. 尼尔雌醇

    E. 己烯雌酚

83. 属于强效糖皮质激素的是

84. 结构中含有乙炔基的是

85. 属于非甾体的雌激素激动剂的是

三、综合分析选择题（共 10 题，每题 1 分。题目分为若干组，每组题目基于同一个临床情
    景、病例、实例或者案例展开。每题的备选项中，只有 1 个最符合题意）

[86～87]

    患者男，68 岁。因"间断性胸痛 1 年余，加重 1 周"入院。临床诊断：冠状动脉性心脏
病、不稳定型心绞痛、2 型糖尿病。用药方案：格列本脲片 5mg，1 次/日；盐酸二甲双胍片
250mg，3 次/日；单硝酸异山梨酯缓释片 20mg，2 次/日；阿司匹林肠溶片 100mg，1 次/日；
患者用药 7 日后出现恶心、头晕、无力、出冷汗、心悸。立即测指尖血糖结果为 3.0mmol/L↓
（3.89～6.11mmol/L）。

86. 案例患者出现低血糖的原因是

A. 阿司匹林及其代谢产物抑制肠道酶活性使格列本脲吸收增加

B. 阿司匹林及其代谢产物抑制肠道 P－gp 活性使格列本脲吸收增加

C. 阿司匹林及其代谢产物竞争血浆蛋白结合使格列本脲游离浓度升高

D. 阿司匹林及其代谢产物抑制肝脏酶活性使格列本脲吸收增加

E. 阿司匹林及其代谢产物竞争肾小管分泌蛋白使格列本脲吸收增加

87. 2 型糖尿病降糖药格列本脲属于

    A. 促胰岛素分泌药   B. 胰岛素增敏剂

    C. α－葡萄糖苷酶抑制药   D. 醛糖还原酶抑制药

    E. 二肽基肽酶－4 抑制药

[88～89]

    对洛美沙星进行人体生物利用度研究，采用静脉注射与口服给药方式，给药剂量均为 400mg，静脉给药和口服给药的 AUC 分别为 40（μg·h）/ml 和 36（μg·h）/ml。

88. 基于上述信息分析，洛美沙星生物利用度计算正确的是

    A. 相对生物利用度为 55%   B. 绝对生物利用度为 55%

    C. 相对生物利用度为 90%   D. 绝对生物利用度为 90%

    E. 绝对生物利用度为 50%

89. 洛美沙星是喹诺酮母核 8 位引入氟，关于其构效分析，叙述正确的是

    A. 与靶 DNA 聚合酶作用强，抗菌活性减弱

    B. 药物光毒性减少

    C. 口服生物利用度增加

    D. 消除半衰期 3～4 小时，需一日多次给药

    E. 水溶性增加，更易制成注射液

[90～92]

    对某治疗高血压的新药 A 进行研究，发现其 LD_{50} 为 600mg/kg，ED_{50} 为 20mg/kg。

90. 该新药的亲和力为

    A. 600   B. 20

    C. 30   D. 60

    E. 10

91. 该新药 A 的治疗指数为

    A. 600   B. 20

    C. 30   D. 60

    E. 10

92. 另一个治疗高血压的新药 B 的 LD_{50} 为 900mg/kg，ED_{50} 为 30mg/kg。A 药和 B 药相比，叙述正确的是

    A. A 药更安全

B. B 药更安全

C. A 药与 B 药一样安全

D. 根据治疗指数来判断两药的安全性优于根据安全范围来判断两药的安全性

E. 根据安全范围来判断两药的安全性优于根据治疗指数来判断两药的安全性

[93 ~ 95]

我国作为一个快速发展的国家，经济、文化和生活方面都发生着巨大的变化，现代人遭遇的心理应激也日益增加，相应地，与应激密切相关的焦虑障碍和抑郁障碍患病率也会增加，导致目前精神类疾病患病率飙升。

93. 不属于 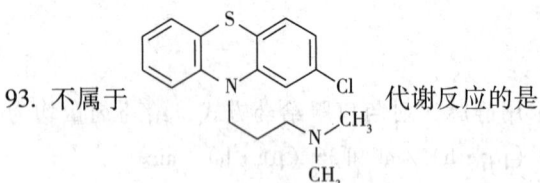 代谢反应的是

A. 5 位 S 被氧化成亚砜和砜

B. 7 位羟基化

C. 烷基化

D. N – 脱甲基

E. 水解开环

94. 下列属于丁酰苯类抗精神药物并且结构中含有三氟甲基的是

A. 氯氮平
B. 喹硫平

C. 奥氮平
D. 三氟哌多

E. 氟哌利多

95. 关于 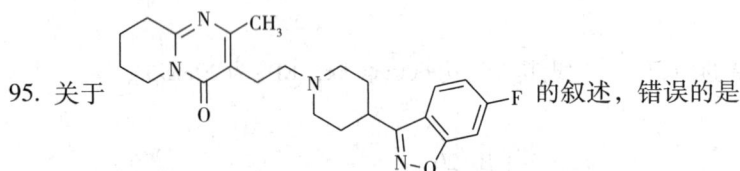 的叙述，错误的是

A. 是运用拼合原理设计的非经典抗精神病药物

B. 由利坦色林和氟哌啶醇的结构片段衍生而来

C. 是高选择性的 $5HT_2/DA_2$ 受体平衡拮抗药

D. 9 – 羟基化产物帕利哌酮也具有抗精神病活性

E. 锥体系不良反应很大

四、多项选择题（共 5 题，每题 1 分。每题的备选项中，有 2 个或 2 个以上符合题意，错选、少选均不得分）

96. 下列属于非线性药动学参数的有

A. α
B. MRT

    C. V_m

    D. $t_{1/2}$

    E. K_m

97. 下列不适合制成胶囊剂的有

    A. 维生素 E

    B. 风化性药物

    C. 维生素 D

    D. O/W 型乳剂

    E. 药物的稀乙醇溶液

98. 下列对于药物性心肌炎的描述，正确的有

    A. 药物性心肌炎包括超敏性心肌炎与中毒性心肌炎

    B. 磺胺类药物可引起超敏性心肌炎

    C. 超敏性心肌炎的发生有药物剂量依赖性

    D. 中毒性心肌炎有药物剂量依赖性

    E. 引起中毒性心肌炎的药物有环磷酰胺、某些抗精神病类药、某些抗寄生虫药等

99. 下列结构中，具有中枢抑制作用的有

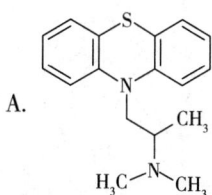

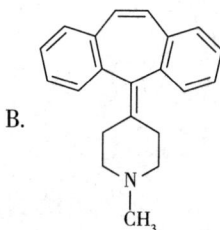

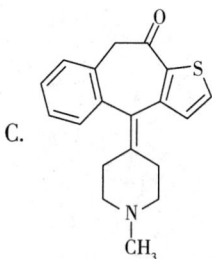

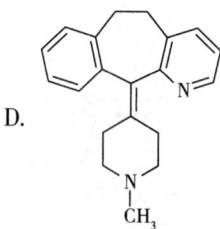

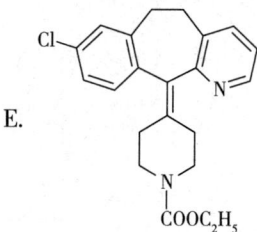

100. 下列结构中，属于咔唑衍生物的 5 - HT$_3$ 拮抗剂的有

A.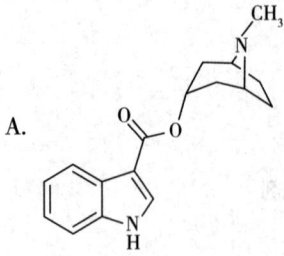

B.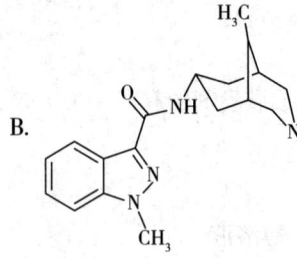

C.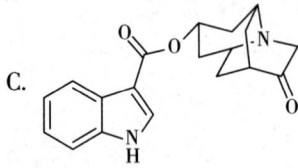

D.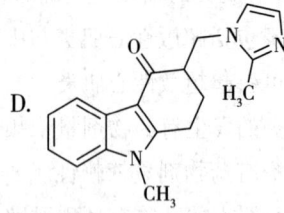

E.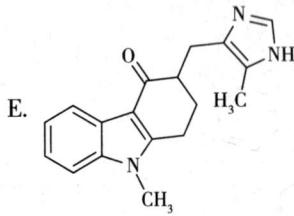

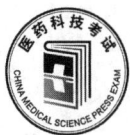

2025 国家执业药师职业资格考试

考前预测**6**套卷

4套摸底预测卷+2套线上预测卷（图书封底扫码获取）

药学专业知识（一）

答案与解析

主　编　邹梅娟

副主编　王　芳　　夏明钰　　欧阳敬平

编　者　（按姓氏笔画排序）

　　　　王　芳　　朴洪宇　　邹梅娟

　　　　欧阳敬平　夏明钰

中国健康传媒集团

中国医药科技出版社　·北京

目录
CONTENTS

预测试卷（一）答案与解析

题号	1	2	3	4	5	6	7	8	9	10
答案	A	D	E	B	C	A	C	A	A	D
题号	11	12	13	14	15	16	17	18	19	20
答案	A	B	B	D	E	D	B	B	B	C
题号	21	22	23	24	25	26	27	28	29	30
答案	B	B	B	C	C	C	A	B	B	B
题号	31	32	33	34	35	36	37	38	39	40
答案	C	C	A	A	A	B	A	E	A	C
题号	41	42	43	44	45	46	47	48	49	50
答案	B	D	C	A	C	B	C	D	E	B
题号	51	52	53	54	55	56	57	58	59	60
答案	C	A	D	C	E	B	A	B	C	D
题号	61	62	63	64	65	66	67	68	69	70
答案	E	A	B	D	A	B	A	B	D	E
题号	71	72	73	74	75	76	77	78	79	80
答案	C	C	B	D	A	B	C	D	A	D
题号	81	82	83	84	85	86	87	88	89	90
答案	C	E	C	D	A	B	B	C	C	A
题号	91	92	93	94	95	96	97	98	99	100
答案	A	E	E	D	A	ABCD	ABC	ABCDE	ABD	ABC

1. 解析：本题考查**药物来源**。20 世纪 60 年代前，大部分的药物是来源于**天然产物**，而且不少药物是**直接从植物中提取**的，如镇痛药吗啡（Morphine）是 1805 年从罂粟科植物罂粟（选项 A 正确）中分离得到的生物碱。

2. 解析：本题考查**药物剂型的分类**。根据物质形态分类，可分为**固体剂型**（如散剂、丸剂、颗粒剂、胶囊剂、片剂、栓剂等）、**半固体剂型**（如软膏剂、糊剂等）、**液体剂型**（如溶液剂、芳香水剂、注射剂等）和**气体剂型**（如气雾剂、部分吸入制剂等）。

3. 解析：本题考查**药品包装材料的质量标准**。标准主要包含以下项目：**(1) 材料的确认（鉴别）**：主要确认材料的特性、防止掺杂、确认材料来源的一致性（选项 A 正确）。**(2) 材料的化学性能检查**：检查材料在各种溶剂（如水、乙醇和正己烷）中浸出物（主要检查有害物质、低分子量物质、未反应物、制作时带入物质、添加剂等）、还原性物质、重金属（选项 B 正确）、蒸发残渣、pH、紫外吸收度等；检查材料中特定的物质；检查材料加工时的添加物等。**(3) 材料、容器的使用性能检查**：容器需检查密封性、水蒸气透过量（选项 C 正确）、抗跌落性、滴出量（适用于有定量功能的容器）等。**(4) 材料、容器的生物安全检查**：①微生物限度（选项 D 正确）：根据该材料、容器被用于何种剂型，测定各种类微生物的量；②安全性：根据该材料、容器被用于何种剂型，需选择性检查异常毒性、溶血细胞毒性、眼刺激性、细菌内毒素等项目。

4. 解析：本题考查外界因素对**药物制剂稳定性**的影响——**光线的影响**。药物结构与**光敏感性有一定的关系**，如酚类和分子中有双键的药物，一般对光敏感。常见的对光敏感的药物有：硝普钠、氯丙嗪、异丙嗪、维生素 B_2、氢化可的松、泼尼松、叶酸、维生

素 A、硝苯地平等。其中硝普钠对光极不稳定（选项 B 正确）。

5. 解析：本题考查**药品的质量要求——色谱鉴别法**。采用 HPLC 鉴别时，直接用含量测定项下记录的色谱图进行比较，**供试品溶液主峰的保留时间应与对照品溶液主峰的保留时间一致**。

6. 解析：本题考查**药用辅料的质量要求**。① 药用辅料须**符合药用要求**（选项 A 不正确）。②应通过安全性评估，对人体无毒害作用（选项 B 正确）；化学性质稳定，不与主药及其他辅料发生作用（选项 C 正确），不影响制剂的质量检查。③**药用辅料的安全性应符合要求**。对制剂的生产、质量、安全性和有效性无影响（选项 E 正确）。④根据不同的生产工艺及用途，药用辅料的**残留溶剂、微生物限度或无菌**应符合要求（选项 D 正确）；注射用药用辅料的热原或细菌内毒素、无菌等应符合要求。⑤**药用辅料的包装或标签上应标明**产品名称、规格（型号）及贮藏要求等信息。

7. 解析：本题考查**消除速率常数 k 的意义**。k 代表药物在单位时间从体内消除的分数。k 的数值越大，表示药物从**体内消除速率越快**，图中 B 药浓度下降的斜率要大于 A 药，**B 药的消除速率明显快于 A 药**（选项 A 错误），因此 B 药消除速率常数 k 比 A 药大（选项 B 错误）。生物半衰期 $t_{1/2}$ 与消除速率常数 k 之间成反比 $t_{1/2} = 0.693/k$（因此选项 C 正确），选项 D 和 E 曲线中未表示，无法判断。

8. 解析：本题考查**膜动转运的转运特点**。膜动转运是指大分子物质通过膜的运动而转运，包括胞饮和胞吐。**蛋白质和多肽**均属于大分子物质。

9. 解析：本题考查**高嘌呤食物对药物吸收影响**。**高嘌呤含量**的食物包括动物**内脏、扁豆、菠菜、蘑菇以及海鲜**等。饮食中的嘌

吟核苷依赖于肠道浓缩核苷转运体 2（CNT2）的主动吸收，具有类似嘌呤结构的药物如利巴韦林在肠道中也依赖于 CNT2 被吸收。嘌呤与利巴韦林竞争 CNT2 吸收，两者吸收均会减少。

10. 解析：本题考查**药物淋巴转运的特点。淋巴系统**与血液循环系统平行存在。相比血管系统，淋巴管壁更为稀疏，**具备更大的分子通透性**，尤其适合大分子或疏水性物质的转运。药物淋巴转运的特性包括：①**疏水性**：高疏水性的药物更易与食物中的脂质成分结合，形成乳糜微粒，从而优先进入淋巴管。②**分子大小**：大分子药物（如单克隆抗体）或脂质纳米载体通常通过被动扩散或内吞作用进入淋巴系统。③**化学结构：长链脂肪酸结构、亲脂基团修饰**或与脂质结合的药物更容易被肠道乳糜颗粒吸收，增强淋巴转运倾向。

11. 解析：本题考查**肾小管重吸收的影响因素。**尿的酸化作用可**增加弱酸的重吸收，降低肾排泄**（水杨酸为**弱酸性药物**）。药物中毒治疗时，可采用增加尿量，同时改变尿液 pH，促进药物的肾排泄。

12. 解析：本题考查**药物代谢。Ⅰ 相代谢酶**包括细胞色素 P450 酶系（CYP）、含黄素单氧化酶系（FMO）、**环氧化物水解酶系**和脱氢酶系等。逆转录酶是合成遗传物质所需的酶，N - 乙酰基转移酶、葡萄糖醛酸转移酶、儿茶酚 - O - 甲基转移酶均属于 Ⅱ 相代谢酶。

13. 解析：本题考查**低分子溶液剂的特点。薄荷水是芳香水剂**，即为芳香挥发性药物（多为挥发油）饱和或近饱和水溶液（薄荷水为芳香水剂，选项 A 错误），亦可用水与乙醇的混合溶剂制成浓芳香水剂。芳香性植物药材经水蒸气蒸馏法制得的内服澄明液体制剂称为**露剂**（选项 C 错误）。**醑剂**系指挥发性药物的浓乙醇溶液。醑剂中乙醇的浓度一般为 60% ~ 90%。薄荷醑可用于胃肠充气，一般作芳香矫味剂（可内服，选项 B 正确）。**地高辛酊剂**为内服制剂，且酊剂系指药物溶解于稀醇中，形成澄明香甜的口服溶液剂。**酊剂**中的乙醇含量以能使药物溶解即可，一般在 5% ~ 40%（V/V）之间（选项 D 错误）。**橙皮酊**为芳香性苦味健胃药，一般作制剂的芳香矫味用（内服用，选项 E 错误），**酊剂**中乙醇最低含量为 30%（V/V），其中也有高浓度乙醇制剂。橙皮酊含有 60% 乙醇。

14. 解析：本题考查**注射用无菌粉末常用附加剂。**注射用辅酶 A 无菌冻干制剂处方中**辅酶 A 为主药，水解明胶、甘露醇、葡萄糖酸钙是填充剂，半胱氨酸是稳定剂**（选项 D 正确）。在制剂中加入半胱氨酸等稳定剂亦具有抗氧剂作用。

15. 解析：本题考查**微粒制剂的质量要求。**一般微粒制剂，且带有**包封药物性质**的球型制剂，如脂质体等，其粒径大小及其分**布、包封率、载药量、药物释放速率和稳定性**（脂质体的稳定性包括物理稳定性，主要用渗漏率表示，相当于贮存过程中药物释放即渗漏到介质中；**化学稳定性**包含磷脂氧化指数和磷脂量）等，可直接影响脂质体在体内的分布与代谢，最终影响疗效及毒副作用，因此需要密切关注并加以严格控制。而**沉降体积比**是**混悬剂**对应质量要求。

16. 解析：本题考查**生物技术药物的特点。**生物技术药物的**分子量大**是其物理化学性质的一大特点。几乎都必须采用注射给药方式，这就大大限制了药物的应用和患者的顺应性。生物技术药物的另一个特点是药物的结构和性质**大多与体内的内源性生物分子相似**，因此生物分子的结构和功能对温度、pH、离子强度及酶等条件极为敏感（选项 B、C 正确），很容易被降解或失活的特点对于生物技术药物来说，是其在研发过程中所应该注意并避免的。注意事项包括①溶液的pH和缓冲盐：制剂需要选择最能保证蛋白稳定性的溶液pH范围及缓冲体系。②加入小分子稳定剂和抗氧化剂：可加入蔗糖等稳定剂（选项A正确），也可以加入EDTA等螯合剂抑制氧化发生（选项D错误）。③使用表面活性剂：为防止蛋白的变性，可以添加少量的表面活性剂分子，如吐温80等（选项E正确）。

17. 解析：本题考查**眼用制剂的附加剂和质量要求**。眼用液体制剂属多剂量，须添加适当的抑菌剂。眼内注射溶液、眼内插入剂、供外科手术用和急救用的眼用制剂，不得加入抑菌剂或抗氧剂，且采用一次性使用包装。眼用液体制剂的**质量要求**类似于注射剂，在pH、渗透压、无菌和澄明度等方面都有相应要求。眼用制剂贮存应密封避光，启用后最多可用4周。

18. 解析：本题考查**软膏类型**。十二烷基硫酸钠是典型的**O/W型乳化剂**，同时十二烷基硫酸钠及硬脂酸甘油酯（1∶7）为混合乳化剂，其HLB值为11，接近本处方中油相所需的HLB值12.7。制得的乳膏剂稳定性较好。所以应该选择O/W型基质。

19. 解析：本题考查对**药物作用的特异性和选择性**的理解。药物作用特异性强并不一定引起选择性高的药理效应，即二者不一定平行（选项B正确）。药物作用的特异性取决于药物的化学结构，决定于构效关系（选项A错误）。效应广泛的药物一般副作用较多（选项C错误）。药物作用的选择性一般是相对的，有时也与药物的剂量有关（选项D错误）。效应广泛的药物在复杂病因或诊断未明时也有其好处，例如广谱抗菌药、广谱抗心律失常药等（选项E错误）。

20. 解析：本题考查**药物治疗作用的区分**。使用氢氯噻嗪降低患者过高的血压属于**对症治疗**，指的是用药后能改善患者高血压

的症状，但不能消除引发高血压的致病因子，治愈疾病，所以不属于**对因治疗**，也不属于补充体内营养或代谢物质不足的**补充疗法**（又称**替代疗法**）和对症治疗和对因治疗两种治疗相辅相成的**标本兼治**。

21. 解析：本题考查对**受体种类**的理解。胰岛素受体本身具有酪氨酸蛋白激酶的活性，为**酪氨酸蛋白激酶受体**。

22. 解析：本题考查对**不良反应种类**的理解。**继发反应**是继发于药物治疗作用之后的不良反应，是治疗剂量下治疗作用本身带来的间接结果。**二重感染属于继发反应，是长期应用广谱抗生素，使敏感细菌被杀灭，而非敏感菌（如厌氧菌、真菌）大量繁殖而造成的**。而副作用、变态反应、特异质反应、后遗效应皆不是继发于药物治疗作用之后，治疗剂量下治疗作用本身带来的间接结果。

23. 解析：本题考查对**非竞争性拮抗药**的理解。**非竞争性拮抗药**与受体结合比较牢固（例如共价键结合），因而解离速度慢，或者与受体形成不可逆的结合而引起受体构型的改变，阻止激动药与受体正常结合。因此，在非竞争性拮抗药存在时，增加激动药的剂量也不能使其量 – 效曲线的最大效应达到原来水平，使E_{max}下降。

24. 解析：本题考查对**酶促作用**的理解。**酶促作用可加速药物灭活，缩短其血浆半衰期，使血药浓度降低**（选项C正确）。**酶促作用发生不迅速**，最大效应通常出现在用药后7～10天（选项A错误）；**酶促作用消失也需7～10天或更长时间**（选项B错误）。**酶促作用能使药物代谢加速**（选项D错误）。当药物代谢产物与其原药的药理活性相同，甚至大于原药时，**酶促作用反而增强药物的疗效**（选项E错误）。

25. 解析：本题考查**机体代谢的多态性对药物的影响**。乙醛脱氢酶是乙醇代谢的关键酶，乙醛脱氢酶缺乏者饮酒后血中乙醛水

平明显升高。葡萄糖－6－磷酸脱氢酶（G－6－PD）在红细胞还原反应中起重要作用，维持红细胞膜完整性。**G－6－PD 缺乏症是一种主要表现为溶血性贫血的遗传病，平时一般无症状，但在吃蚕豆或服用伯氨喹啉类药物后可出现血红蛋白尿、黄疸、贫血等急性溶血反应。**血浆假性胆碱酯酶缺乏的人（约1∶1500）对琥珀胆碱水解灭活能力减弱，常规剂量应用时可以引起呼吸肌麻痹时间延长。

26. 解析：本题考查**药物对血液系统的毒副作用**的理解。可导致白细胞减少的药物有：氯氮平、卡马西平、环磷酰胺、磺胺嘧啶等，**糖皮质激素类可能引起白细胞升高。**

27. 解析：本题考查**药物对眼的毒副作用。强心苷类药物抑制视网膜 Na^+,K^+－ATP 酶**，引起视觉异常，表现为雾视、雪视及色觉障碍（**如绿视和黄视**）。皮质激素类药物局部、全身使用可导致白内障。氯丙嗪可致角膜影斑和混浊、晶状体混浊，亦可发生色素沉着性视网膜病、夜盲、视力减弱甚至失明。胺碘酮可引起角膜、结膜色素沉着、晶状体混浊，还可引起视神经病变，引起视敏度下降或视野缩小。异烟肼也可引起视神经病变。

28. 解析：本题考查**抗菌药物的作用机制。**β－内酰胺类抗生素青霉素抑制转肽酶的作用，阻碍黏肽合成中的交叉联结，致使细胞壁缺损。制霉菌素和两性霉素 B 能与真菌胞浆膜中固醇类结合，影响胞浆膜通透性。氯霉素作用于核糖体的亚单位，对蛋白质合成过程的不同阶段起抑制作用。利福平特异性地抑制细菌 DNA 依赖的 RNA 多聚酶，阻碍 mRNA 的合成。甲氧苄啶通过干扰敏感细菌的叶酸合成，从而影响核酸的合成。

29. 解析：本题考查**应激时的躯体反应。**应激时下丘脑－垂体－肾上腺皮质系统（HPAC）系统激活的外周效应主要由糖皮质激素介导。应激时，糖皮质激素分泌量迅速增加，在机体抵抗有害刺激的应激反应中发挥至关重要的作用。

30. 解析：本题考查**结构特异性药物与结构非特异性药物的差异。**结构特异性药物与药物靶点相互作用后才能产生活性，**其活性除与药物分子的理化性质相关外，主要依赖于药物分子特异的化学结构（选项 B 错误）；**结构特异性药物的活性与药物分子及靶点的相互作用和相互匹配有关，**化学结构稍加变化，会直接影响其药效学性质，**（选项 E 正确）；**结构非特异性药物的活性主要取决于药物分子的理化性质，与化学结构关系不大（选项 A、C 正确）；**全身麻醉药有多种化学结构类型，**但其麻醉作用与药物的脂水分配系数有关，属于结构非特异性药物（选项 D 正确）。**

31. 解析：本题考查**引入烃基对巴比妥类药物活性的影响。**药物分子中引入烃基，可提高化合物的脂溶性、**增加脂水分配系数（$\log P$），一般每增加一个碳原子可使 $\log P$ 变为原来的 2~4 倍；降低分子的解离度；体积较大的烷基还会增加立体位阻，从而增加稳定性。**如**环己巴比妥（HA，pK_a 8.20）**属于中时巴比妥类药物，而当巴比妥结构的氮原子上引入甲基后成为**海索比妥使其不易解离（HA，pK_a 8.40），在生理 pH 环境下未解离的分子态占 90.91%，口服后大约 10 分钟内即可生效。**

32. 解析：本题考查**电荷分布对司帕沙星活性的影响。司帕沙星属于喹诺酮类抗菌药**，作用靶点是 DNA 螺旋酶，其中 4 位的酮基是重要的作用部位，**当羧基的氧电荷密度增加时，有利于和 DNA 螺旋酶的电性相互结合（选项 A、B、D 正确）。**喹诺酮类药物司帕沙星，其对金葡萄球菌的抑制活性比类似物环丙沙星强 16 倍（选项 E 正确）。**分析原因是由于 5 位氨基和 8 位 F 均是给电子基团，**

通过共轭效应增加了 4 位羧基氧上的电荷密度（选项 C 错误）。使司帕沙星与 DNA 螺旋酶的结合作用增强而增加了对酶的抑制作用。

33. 解析：本题考查**手性药物的对映异构体之间药物活性的差异**。**右丙氧酚是镇痛药，而左丙氧酚则为镇咳药**（选项 A 正确）。普罗帕酮的两个对映异构体，抗心律失常的作用相当。$S-(-)-$氧氟沙星对细菌旋转酶抑制活性是 $R-(+)-$对映异构体的 9.3 倍，是消旋体的 1.3 倍。抗高血压药物 $L-$甲基多巴，仅 $L-$构型的化合物有效。抗精神病药扎考必利的 $R-$对映异构体为 $5-HT_3$ 受体拮抗剂，$S-$对映异构体为 $5-HT_3$ 受体激动剂。

34. 解析：本题考查**丁酰苯类药物**。丁酰苯类药物是在研究镇痛药的基础上发现的，较吩噻嗪类药物抗精神病作用强。**氟哌啶醇是最早应用于临床的代表药物**，后对其哌啶环对位取代基进行改造，得到一系列丁酰苯类抗精神药物，如三氟哌多、氟哌利多等。喹硫平、洛沙平、阿莫沙平均为二苯并二氮䓬类药物。

35. 解析：本题考查**抗精神病药物的结构**。选项 A 是非经典抗精神病药物齐拉西酮，可视为抗精神病药物替螺酮与氧代吲哚并合的产物。选项 B 是盐酸氯丙嗪，属于经典的吩噻嗪类抗精神病药物。选项 C 是地西泮，属于苯二氮䓬类镇静催眠药物。选项 D 是抗菌药物左氧氟沙星。选项 E 是合成镇痛药盐酸曲马多。

36. 解析：本题考查**药物的化学降解途径**。药物的化学降解途径包括**水解、氧化、异构化、聚合和脱羧**。水解是药物降解的主要途径，属于这类降解的药物主要有**酯类（包括内酯）、酰胺类（包括内酰胺）**等。青霉素和头孢菌素类药物的分子中存在着不稳定的 $\beta-$内酰胺环，在 H^+ 或 OH^- 影响下，易裂环失效。氯霉素在 pH 7 以下，生成氨基物与二氯乙酸。

37. 解析：本题考查**丙米嗪的结构与活性**。**丙米嗪是一种去甲肾上腺素再摄取抑制药**（选项 A 错误）。丙米嗪属于**二苯并氮杂䓬类抗抑郁药**，结构特点是具有一个二苯并氮杂䓬母环和一个具有叔胺的**碱性侧链**。丙咪嗪可完全由**胃肠道吸收**，主要是通过选择性抑制中枢神经突触前膜对去甲肾上腺素的再摄取，增强中枢神经系统去甲肾上腺素的功能，从而起到抗抑郁的作用。

38. 解析：本题考查**药物与非靶标结合引发的毒副作用**。抗过敏药物**特非那定、阿司咪唑**因干扰心肌细胞 K^+ 通道，引发致死性尖端扭转型室性心动过速，导致药源性心律失常，被美国 FDA 从市场撤回。

39. 解析：本题考查**吗啡的结构特征**。吗啡是具有菲环结构的生物碱，是由 5 个环稠合而成的复杂立体结构。有效的吗啡构型是**左旋吗啡**，而右旋吗啡则完全没有镇痛及其他生理活性。**吗啡结构的 3 位是具有弱酸性的酚羟基，17 位是碱性的 $N-$甲基叔胺**，因此，吗啡具有**酸碱两性**。通常将吗啡的碱性基团与酸，如盐酸、硫酸等成盐后供药用，在我国临床上用吗啡的盐酸盐。吗啡及其盐类的**化学性质不稳定**，在光照下即能被空气氧化变质，这与吗啡具有**苯酚结构**有关。

40. 解析：本题考查**羟考酮的结构与作用**。将可待因的 6 位羟基氧化成酮，同时将 7、8 位的双键氢化得到的镇痛药物盐酸羟考酮为**阿片受体纯激动剂**，对脑和脊髓的阿片受体具有亲和力，羟考酮的**作用类似吗啡**。主要药理作用是镇痛，其他药理作用包括抗焦虑、止咳和镇静。无极量限制，**镇痛作用无封顶效应**，只受限于不能耐受的副作用。现使用盐酸羟考酮控释片，用于治疗需要服用数天阿片类镇痛药物的中、重度疼痛患者。

[41～43] 解析：本题考查**药品标准质量要求中附加事项贮藏。阴凉处**：系指不超过 20℃，即贮藏于 10～20℃ 的常温环境。该

贮藏要求适用于对温度较为敏感的药物及药物制剂的贮存。**凉暗处：系指避光并不超过20℃**，即贮藏于10～20℃的室内避光环境。该贮藏要求适用于对光与温度均较为敏感的药物及药物制剂的贮存。**冷处：系指2～10℃**，即贮藏于温度为2～10℃的环境，如冰箱的冷藏室。该贮藏条件通常应用于遇热不稳定的药品。

[44～46] 解析：本题考查生物药剂学名词的意义。**首过消除**是药物进入体循环前的降解或失活，药物的首过消除越大，药物被代谢越多，生物利用度越低，药效受到明显的影响。**血-脑屏障**是血液与脑组织之间存在屏障，脑组织对外来物质有选择地摄取的能力。血-脑屏障的作用在于保护中枢神经系统。**肠-肝循环**是指随胆汁排入十二指肠的药物或其代谢物，在肠道中重新被吸收，返回肝脏，重新进入血液循环。有肠-肝循环的药物在体内能停留较长时间。

[47～49] 解析：本题考查**药动学和药理参数及临床意义**。pK_a是解离常数，水溶液中具有一定离解度的溶质的极性参数。ED_{50}为半数有效量，LD_{50}为半数致死量，$logP$为药物脂水分配系数。HLB为表面活性剂等两亲物质的亲水亲油平衡值。

[50～52] 解析：本题考查药动学的基本参数。**表观分布容积**是体内药量与血药浓度间的比例常数，用V表示，公式为$V=X/C$。**清除率**用Cl表示，其公式为$Cl=kV$或$Cl=X_0/AUC$。**消除半衰期**是指药物在体内的量或血药浓度减少一半所需要的时间，对于一级消除过程，$t_{1/2}=0.693/k$。

[53～56] 解析：本题考查**皮肤给药制剂特点和临床应用**。**酊剂**系指药物用规定浓度的乙醇浸出或溶解而制成的液体制剂，也可用流浸膏稀释制得。皮肤疾病慢性期，皮肤增厚、角化、干燥和浸润。**苔藓样变**为主时，可选用软膏剂、酊剂等，其中酊剂既能

保护滋润皮肤，还能软化附着物，促使药物渗透到皮肤深部而起作用（选项C正确）。**洗剂**系指含原料药的溶液、乳状液、混悬液，供清洗或涂抹无破损皮肤或腔道用的液体制剂。**搽剂**系指原料药用乙醇、油或适宜的溶剂制成的溶液、乳状液或混悬液，供无破损皮肤揉擦用的液体制剂（选项D正确）。搽剂具有收敛、保护、镇痛、杀菌等作用。**涂膜剂**系指原料药溶解或分散于含有膜材料溶剂中，涂搽患处后形成薄膜的外用液体制剂。涂膜剂用时涂布于患处，有机溶剂迅速挥发，形成薄膜保护患处，并缓慢释放药物起治疗作用。涂膜剂一般用于无渗出液的损害性皮肤病等（选项B正确）。**贴剂或称经皮给药系统**TDDS或TTS系指药物与适宜的材料制成的供贴敷在皮肤上的，可产生全身性或局部作用的一种薄片状柔性制剂。贴剂可用于完整皮肤表面，也可用于有患疾或不完整的皮肤表面。用于完整皮肤表面，能将药物输送透过皮肤进入血液循环系统其全身作用的贴剂称为**透皮贴剂**（选项E正确）。透皮贴剂通过扩散起作用，其释放速度受到药物浓度影响。

[57～61] 解析：本题考查对药物作用机制的理解。阿托品通过**阻断M受体**而缓解胃肠痉挛，以**受体**作为药物靶标（选项A正确）。地高辛通过**抑制Na^+,K^+-ATP酶**治疗充血性心力衰竭，以**酶**作为药物靶标（选项B正确）。硝苯地平通过阻滞Ca^{2+}**通道**治疗高血压，以**离子通道**作为药物靶标（选项C正确）。磺胺嘧啶抑菌是通过**抑制敏感细菌体内叶酸的代谢**而干扰核酸的合成，以核酸作为药物靶标（选项D正确）。补充电解质如**氯化钠注射液**用于纠正低钠血症和脱水状态是补充体内物质（选项E正确）。

[62～64] 解析：本题考查用药与时辰关联的内容。吗啡15：00时给药的镇痛作用**最弱**。哮喘患者夜晚或清晨气道阻力增加，

容易诱发哮喘。因此，**β₂ 受体激动药可采取剂量晨低夜高的给药方法**，有利于药物在清晨呼吸道阻力增加时达到较高血浓度。特布他林 08：00 时口服 5mg，20：00 时服 10mg，可使该药的血药浓度昼夜保持相对稳定，有效控制哮喘发作。肾上腺皮质激素在体内的昼夜节律相当明显而恒定。生理条件下，皮质激素在清晨为分泌高峰，**在每日清晨 07：00 ~ 08：00 时一次服用**，可减少药物对内源性皮质激素分泌功能的抑制，**减少皮质分泌功能抑制的不良反应**。

[65 ~ 66] 解析：本题考查**酸碱平衡紊乱**。呼吸性碱中毒是指肺通气过度引起的 $PaCO_2$ 降低、pH 升高，以血浆 H_2CO_3 浓度原发性减少为特征。肺通气过度是各种原因引起呼吸性碱中毒的基本发生机制，原因包括：①低氧血症和肺疾病；②呼吸中枢受到直接刺激或精神性过度通气；③机体代谢旺盛，见于高热、甲状腺功能亢进等；④人工呼吸器使用不当，常见通气量过大。代谢性碱中毒是指细胞外液碱增多和/或 H^+ 丢失引起的 pH 升高，以血浆 HCO_3^- 原发性增多为特征。发生的主要原因包括：①酸性物质丢失过多，是引起代谢性碱中毒的最常见原因，如剧烈呕吐经胃丢失，大量应用利尿药、肾上腺皮质激素过多等经肾丢失；②HCO_3^- 负荷过量；③低钾血症。

[67 ~ 71] 解析：本题考查**药物与非靶标结合引起的毒副作用**的理解。氯丙嗪是多巴胺受体的拮抗剂。在脑内，多巴胺有四条作用通路，其中中脑 - 边缘通路和中脑 - 皮质通路与精神、情绪、情感等行为活动有关；第三条通路是结节 - 漏斗通路主管垂体前叶的内分泌功能；第四条通路是黑质 - 纹状体通路，属于锥体外系，具有协调运动的功能；经典的抗精神分裂症药通过阻断前两条通路的多巴胺 D_2 受体而发挥疗效；但**氯丙嗪缺少作用位点的选择性，在阻断前两条通路时**，

也同时阻断第三和第四条通路，分别导致内分泌方面改变和锥体外系副作用。紫杉醇作用于肿瘤微管蛋白，抑制微管蛋白的聚合或解聚，从而抑制肿瘤的生长，但其**同时也抑制神经细胞的微管，产生较为严重的神经炎副作用**。ACE 抑制剂类药物**卡托普利阻断血管紧张素 I 向血管紧张素 II 转化，同时阻断了缓激肽的分解，引起干咳**是其发生率较高的不良反应。吲哚美辛在抑制 COX - 2 的同时也抑制 COX - 1，有较强胃肠道副作用。**大环内酯类抗生素**如红霉素能够**阻断肽酰 - tRNA 从核糖体 A 位到 P 位的转位**，从而抑制细菌蛋白质的合成。

[72 ~ 75] 解析：本题考查**药物的结构及特点**。C 选项含**二苯并氮䓬母环，和一个具有叔胺的碱性侧链**，是去甲肾上腺素再摄取抑制药的典型结构。B 选项**噻嗪环并合 2 个苯环，是吩噻嗪类抗精神病药物的典型结构**。D 选项的基本结构为 β - 苯乙胺，属于 **β_2 受体激动剂**的基本结构。A 选项中的基本结构为**苯并七元二氮䓬环，䓬是指七元环，环内含有 2 个氮原子时称为二氮䓬**。

[76 ~ 79] 解析：本题考查**药物取代基对药物活性的影响**。药物分子中引入**烃基，可提高化合物的脂溶性、增加脂水分配系数、降低分子的解离度**；体积较大的烷基还会**增加立体位阻，从而增加稳定性**。**卤素**有较强的**电负性**，会产生**电性诱导效应**，其疏水性及体积均随原子序数的增加而增大（氟原子例外）。药物分子中的**羟基**一方面增加药物分子的**水溶性**，另一方面可能会与受体发生氢键结合，增强**与受体的结合力**，改变生物活性。**取代在芳环上的羟基**，会使分子解离度增加，也会有利于和受体的碱性基团结合，**使活性和毒性均增强**。**磺酸基**的引入，使化合物的**水溶性和解离度增加**，不易通过生物膜，导致**生物活性减弱，毒性降低**。**酯基**易与受体的**正电部分结合，其生物活性也较强**。

[80～82] 解析：本题考查药物的作用靶点。多塞平是去甲肾上腺素再摄取抑制药，属于三环类抗抑郁药物。吗氯贝胺是单胺氧化酶抑制剂，用作抗抑郁药。地西泮属于 $GABA_A$ 受体调节剂，属于苯二氮䓬类镇静催眠药。孟鲁司特属于白三烯受体拮抗剂药，可改善呼吸道炎症，使气管通畅。西酞普兰属于选择性 5-羟色胺再摄取抑制剂的药物，用于抗抑郁。

[83～85] 解析：本题考查药物的药理作用。氟比洛芬是丙酸类非甾体类抗炎药，适用于类风湿关节炎、骨性关节炎、强直性脊柱炎等。扎来普隆属于吡唑并嘧啶的衍生物，是非苯二氮䓬类镇静催眠药。盐酸溴己新是常用的祛痰药，可降低痰液的黏稠性，用于支气管炎和呼吸道疾病。盐酸苯海拉明是氨烷基醚类的代表药，能竞争性阻断组胺 H_1 受体而产生抗组胺作用，临床上主要用于荨麻疹、过敏性鼻炎和皮肤瘙痒等皮肤、黏膜变态性疾病。盐酸雷尼替丁是组胺 H_2 受体拮抗药，临床用于抗溃疡。

86. 解析：本题考查生物等效性判定。生物等效性评价要求（三点）：AUC 的 90% 可信限落于标准参比制剂的 80%～125%，C_{max} 的 90% 可信限在参比制剂的 80%～125%，t_{max} 可用非参数法检验（对于速释和缓释对比，有一定时间差值），符合要求，则可认为二者生物等效。

87. 解析：本题考查平均稳态血药浓度的计算。平均稳态血药浓度 C_{av} = AUC/τ = 64.8/24 = 2.7mg/L。

88. 解析：本题考查肝肾功能障碍药剂量应调整。由于清除率为正常人的 1/2。稳态血药浓度 $C_{av} = X_0/kv\tau = X_0/Cl\tau$，则 X_0 也应该减半。

89. 解析：本题考查对药物效能的理解。当药物增加剂量或浓度而效应不再继续增强，此药理效应的极限称为最大效应，也称效能。

效能反映了药物的内在活性，从图中可以看出三个药物的最大效应相等，所以三个药物效能相同。

90. 解析：本题考查对药物效价强度的理解。效价强度是指能引起等效反应（一般采用 50% 效应量）的相对剂量或浓度。效价强度用于作用性质相同的药物之间的等效剂量或浓度的比较，其值越小则强度越大，从图中可以看出三个药物能引起 50% 效应量的相对剂量最小为 x，其次为 y，最大为 z，所以三个药物的效价强度关系为 x > y > z。

91. 解析：本题考查对治疗指数的理解。治疗指数以药物 LD_{50} 与 ED_{50} 的比值表示药物的安全性，治疗指数越大药物相对越安全。三个药物的 LD_{50} 相等，ED_{50} 最小为 x，其次为 y，最大为 z。则治疗指数最大为 x，其次为 y，最小为 z。

92. 解析：本题考查西咪替丁的结构特点及作用。西咪替丁的结构中，4-甲基咪唑环模拟组胺中的咪唑基团，通过互变异构稳定了活性构象，使它对 H_2 受体更具选择性。不可离子化的氰基胍基是提高 H_2 受体亲和力和拮抗活性的关键，降低了胍基的碱性。西咪替丁分子具有较大的极性，在酸性条件下，主要以质子化形式存在。

93. 解析：本题考查雷尼替丁的结构特点及作用。雷尼替丁结构中二甲氨基取代的呋喃环模拟组胺中的咪唑基团，二甲氨基作为阳离子中心，而结构中的胍基部分通过硝基修饰来消除其碱性。肾脏排泄是该药物的主要消除方式。雷尼替丁不是 CYP450 酶抑制剂，因此不影响依赖 CYP450 酶活性进行清除的药物作用。由于雷尼替丁改变胃的 pH 值，某些依赖于高酸性胃环境的药物的吸收会受到影响，如三唑仑和咪达唑仑的吸收会增加。

94. 解析：本题考查药物的分子结构。选项 A 是三唑仑，选项 B 是阿普唑仑，选项

C 是艾司唑仑，选项 D 是咪达唑仑，选项 E 是依替唑仑。

95. 解析：本题考查影响药物代谢的因素——酶抑制作用。西咪替丁是 CYP3A4 酶抑制剂，三唑仑是 CYP3A4 底物，两者合用，三唑仑血药浓度增加，可能产生毒副作用（选项 C 正确）。

96. 解析：本题考查**药物稳定性试验**。药物稳定性试验包括**影响因素试验、加速试验与长期试验**。影响因素试验又包括**高温试验、高湿度试验、强光照射试验**。

97. 解析：本题考查**异常检验结果（OOS）调查**。随着监管科学的发展；OOS 概念也由最初的"不合格结果"这一特定范围逐向广义延伸。目前美国 FDA、英国 MHRA 和欧盟 EDQM 颁布的 OOS 调查指导原则中，所提及的 OOS 均为**广义的 OOS 概念**，即指一切与质量标准规定或期望结果之间具有明显差异的"非正常"检验结果。既包含了 OOS，还包含了 OOT 结果（超趋势结果）和**异常检验结果**。

98. 解析：本题考查**乳剂的稳定性**。乳剂制成后在放置过程中常出现**分层、合并、破裂、絮凝、转相、酸败**等不稳定的现象。

99. 解析：本题考查**药物对肾脏的损伤**的理解。一些药物可能造成肾小管、肾盏、肾盂内结晶形成、沉淀，引起尿路刺激和阻塞，并产生结晶体肾病。如**柳氮磺吡啶、头孢曲松**、呋喃妥因、茚地那韦、替诺福韦、钙剂、碳酸酐酶抑制药、托吡酯、**苯溴马隆**等。

100. 解析：本题考查**苯二氮䓬类药物与非苯二氮䓬类药物**。常用的苯二氮䓬类药物包括地西泮、奥沙西泮、劳拉西泮、氯硝西泮、氟西泮、三唑仑、阿普唑仑、艾司唑仑、咪达唑仑、依替唑仑等；常见非苯二氮䓬类药物包括酒石酸唑吡坦、扎来普隆和艾司佐匹克隆等。

预测试卷（二）答案与解析

题号	1	2	3	4	5	6	7	8	9	10
答案	A	E	B	C	B	E	A	C	D	A
题号	11	12	13	14	15	16	17	18	19	20
答案	A	B	B	D	C	B	E	E	A	A
题号	21	22	23	24	25	26	27	28	29	30
答案	C	A	B	C	D	E	D	A	C	A
题号	31	32	33	34	35	36	37	38	39	40
答案	C	B	C	C	C	A	E	A	A	E
题号	41	42	43	44	45	46	47	48	49	50
答案	B	A	C	C	D	A	E	E	B	C
题号	51	52	53	54	55	56	57	58	59	60
答案	E	C	A	D	D	E	C	A	B	C
题号	61	62	63	64	65	66	67	68	69	70
答案	D	C	E	B	C	A	B	C	D	A
题号	71	72	73	74	75	76	77	78	79	80
答案	B	A	D	C	E	E	B	C	D	A
题号	81	82	83	84	85	86	87	88	89	90
答案	B	E	A	B	E	D	A	A	D	E
题号	91	92	93	94	95	96	97	98	99	100
答案	E	B	B	A	B	ABD	ABCDE	AC	AB	CDE

1. 解析：本题考查**药物来源**。20 世纪 60 年代前，大部分的药物是来源于**天然产物**，而且不少药物是直接从植物中提取的，**青蒿素**是我国从中药黄花蒿（植物）中发现的**抗疟有效成分**。以此作为先导物，对其 10 位羰基经还原和结构修饰得到醚和酯类结构，如蒿甲醚和青蒿琥酯活性均超过青蒿素。

2. 解析：本题考查**药物剂型的分类**。剂型分类方法包括**按形态学分类、按给药途径分类、按分散系统分类、按释药速度与维持时间分类**。按药理作用不属于剂型分类方法。

3. 解析：本题考查**药物制剂的稳定性**。药物制剂稳定性变化一般包括**化学、物理和生物学**三个方面。①**化学方面**：指药物因水解、氧化、还原、光解、异构化（选项 B 正确）、聚合、脱羧，及药物相互作用产生的化学反应，使药物含量（或效价）、色泽产生变化。②**物理方面**：指制剂物理性能发生变化，如混悬剂中药物粒子结块、结晶生长，乳剂分层，片剂崩解时限、溶出速度改变等。③**生物学方面**：指因微生物污染滋长，引起药物的酶败分解变质。

4. 解析：本题考查**药品的质量要求与检测方法**。《中国药典》**检查**项下包括反映药品的安全性与有效性的**试验方法及限度**和制备工艺要求的**均一性与纯度**等内容（**选项 A 正确**）。《中国药典》通则收载的化学药品的**一般检查项目**及其检查法主要分为**三类**：（1）**限量检查法**：用于检查药品纯度；指按规定的方法检查药品中的杂质是否超过限量规定，其检查法通常采用对照法。（2）**特性检查法**：用于检查药品均一性。①**崩解时限检查法**，除另有规定外，凡规定检查溶出度、释放度或分散均匀性的制剂，不再进行崩解时限检查（**选项 B 正确**）；②**溶出度与释放度测定法**：活性药物溶出的速率和程度；③**含量均匀度检查法**：除另有规定外，片剂、硬胶囊剂、颗粒剂或散剂等，每一个单剂标示量小于 25mg 或主药含量小于每一个单剂重量 25% 者（**选项 C 错误、E 正确**）；药物间或药物与辅料间采用混粉工艺制成的注射用无菌粉末；内充非均相溶液的软胶囊；单剂量包装的口服混悬液、透皮贴剂和栓剂等品种项下规定含量均匀度应符合要求的制剂，均应检查含量均匀度。凡检查含量均匀度的制剂，一般不再检查重（装）量差异（**选项 D 正确**）。（3）**生物学检查法**：用于评价药品的安全性。

5. 解析：本题考查**药品稳定性试验**。对温度特别敏感、拟在冰箱中贮藏的药品，长期试验可在温度 5℃±3℃ 的条件下放置 12 个月，按时间要求进行检测，其后，仍需按规定继续考察，制订在低温贮存条件下的有效期。

6. 解析：本题考查药品**包装材料的质量要求**。药品包装材料的质量检查项目主要包含：**材料的确认**（鉴别）、材料的**化学性能**检查、材料的**使用性能**检查和材料的**生物安全检查**。

7. 解析：本题考查**药物制剂稳定化的方法**。抗氧剂可分为**水溶性抗氧剂**与**油溶性抗氧剂**两大类。水溶性抗氧剂有焦亚硫酸钠、亚硫酸氢钠、亚硫酸钠和硫代硫酸钠等，其中**焦亚硫酸钠和亚硫酸氢钠**常用于偏酸性药液（维生素 C 为抗坏血酸，酸性药物），**亚硫酸钠和硫代硫酸钠**常用于**偏碱性溶液**。油溶性抗氧剂有叔丁基对羟基茴香醚（BHA）、二丁甲苯酚（BHT）、生育酚等。

8. 解析：本题考查**主动转运的特征**。药物通过生物膜转运时，借助载体或酶促系统，可以从膜的**低浓度**一侧向高浓度一侧转运，这种过程称为主动转运。主动转运有如下特点：①逆浓度梯度转运；②**需要消耗机体能量**；③可出现饱和现象；④可与结构类似的物质发生竞争现象；⑤受抑制剂的影响；⑥具有结构特异性；⑦有部位特异性。存在载体转运的物质，因为载体转运类似结构的物质，所以存在竞争、有结构和部位特异性。但是不一定消耗能量；**主动转运与易化扩散不同之处在于：易化扩散不消耗能量，而且是顺浓度梯度转运**。

9. 解析：本题考查肠 – 肝循环特征。由**胆汁排入十二指肠**的药物可直接随粪排出，但较多的药物可由**小肠上皮吸收，并经肝脏重新进入全身循环**，这种小肠、肝脏、胆汁间的循环称为**肠 – 肝循环**（选项 D 正确）。若药物从胆汁排出量多，肠肝循环可延长药物的作用时间，如洋地黄毒苷。洋地黄毒苷中毒时，服用消胆胺可在肠道中与其结合，阻断肠肝循环而加速其排泄。

10. 解析：本题考查**胃肠液的成分和性质对药物吸收影响。肠液中含有胆盐，是一**种表面活性剂，能增加难溶性药物的溶解，可提高药物的吸收。

11. 本题考查肾小管重吸收的影响因素。大多数**弱酸性、弱碱性药物在肾小管中的重吸收**易受尿的 **pH** 和药物 pK_a 的影响。尿的酸化作用可增加 pK_a 在中性范围的弱酸（**分子型，未解离状态，易跨膜**）的重吸收，降低肾排泄，并能促进 pK_a 在相同范围的弱碱的排泄。反之，尿液碱化作用可减少弱酸的重吸收，肾排泄增加。

12. 解析：本题考查**表观分布容积。表观分布容积是体内药量与血药浓度**的比值。水溶性或极性大的药物通常不易进入细胞内或脂肪组织中，血药浓度较高，表观分布容积较小；**亲脂性药物在血液中浓度较低，表观分布容积通常较大**，往往超过体液总体积。此外，分布容积还与其他因素有关，如不同组织中的血流分布、药物在不同类型组织的分配系数、药物的血浆蛋白结合率等。

13. 解析：本题考查药物的**生物半衰期**。生物半衰期指体内药量或血药浓度降低一半所需要的时间。2 小时和 5 小时血药浓度分别为 100mg/L 和 12.5mg/L，也就是经过 3 小时，药物浓度降低至 1/8，就是三个生物半衰期，所以药物的**生物半衰期是 3/3 ＝ 1 小时**，2 小时药物 100mg/L，3 小时药物就是 50mg/L，4 小时药物 25mg/L。

14. 解析：本题考查注射剂常用的**附加剂**。羧甲基纤维素钠（CMC – Na）、甲基纤维素（MC）等高分子的溶液有一定的黏度，溶液黏度增加、药物沉降速度下降，可作为助悬剂。注射剂常用的附加剂中助悬剂包括：羧甲基纤维素、明胶、果胶等。制剂常用附加剂较多，是记忆中的难点，需要注意各种制剂常用附加剂。

15. 解析：本题考查口服片剂的质量要求。分散片、可溶片应在 3 **分钟**内全部崩解或溶化；舌下片、泡腾片的崩解时限为 5 **分钟**；普通片应在 15 **分钟**内全部崩解；薄膜衣片应在 30 **分钟**内全部崩解；肠溶衣片要求在盐酸溶液中 2 **小时**内不得有裂缝、崩解或软化现象，在 pH 6.8 磷酸盐缓冲液中 1 小时内全部溶解并通过筛网。

16. 解析：本题考查片剂常用**辅料**的分类。淀粉、糊精、蔗糖和微晶纤维素 MCC 是经典的**填充剂**（选项 C 错误）。常用黏合剂有羟丙纤维素 HPC，羟丙甲纤维素 HPMC，羧甲基纤维素钠 CMC – Na、乙基纤维素 EC、聚维酮 PVP 等（选项 B 正确）。一般包含"交联"的是崩解剂，交联羧甲基纤维素钠 CCMC – Na、交联聚维酮 PVPP，还有干淀粉、羧甲淀粉钠 CMS – Na（选项 E 错误）、低取代羟丙基纤维素 L – HPC（选项 A 错误）和泡腾崩解剂（如碳酸氢钠和枸橼酸）。**润滑剂**主要包括硬脂酸镁、微粉硅胶、滑石粉、氢化植物油、聚乙二醇类、十二烷基硫酸钠等（选项 D 错误）。

17. 解析：本题考查软膏剂常用基质种类。**油脂性基质**包括烃类、动植物油脂、类脂及硅酮类物质。常用的油脂性基质有凡士林、石蜡、液状石蜡、硅油、蜂蜡、硬脂酸、羊毛脂等。**水溶性基质**主要有聚乙二醇、卡波姆、甘油、明胶等。软膏剂可根据需要加入抗氧剂、防腐剂、保湿剂、透皮促进剂等附加剂。

18. 解析：本题考查气雾剂的处方组成。处方为异丙托溴铵**溶液型气雾剂**，异丙托溴铵为主药，HFA-134a（四氟乙烷）为**抛射剂**（这是制剂的重点）。无水乙醇作为潜溶剂增加药物和赋形剂在制剂中的溶解度，使药物溶解达到有效治疗量；枸橼酸调节体系pH，抑制药物分解；加入少量水可降低药物因脱水引起的分解。**抛射剂可分为氢氟烷烃**（众所周知的氟利昂，由于破坏臭氧层已不用）、**氢氟烷烃**、碳氢化合物及压缩气体四大类。

19. 解析：本题考查对细胞膜的理解。**液态脂质双层**构成细胞膜的基本构架，不同结构和功能的蛋白质镶嵌在其中（选项A正确）。糖类分子则与脂质、蛋白结合后附在质膜的**外表面**（选项B错误）。质膜的疏水区是水以及水溶性物质如葡萄糖和各种带电离子的天然屏障，但脂溶性物质如氧气、二氧化碳以及乙醇等则**很容易穿透**（选项C错误）。物质跨膜转运功能和受体功能有关的蛋白都属于**整合膜蛋白**（选项D错误）。细胞膜中的糖类主要是一些寡糖和多糖链，以**共价键**的形式与膜蛋白或膜脂质结合而形成糖蛋白或糖脂（选项E错误）。

20. 解析：本题考查对柠檬酸循环的理解。**三羧酸循环**即柠檬酸循环，是由线粒体内一系列酶促反应构成的循环反应系统，亦称为Krebs循环。**柠檬酸循环是三大营养物质分解产能的共同通路**（选项A正确）。柠檬酸循环是**糖、脂肪、氨基酸代谢联系的枢纽**（选项B错误）。1分子乙酰CoA进入柠檬酸酸循环后，**生成2分子CO_2**，这是体内CO_2的主要来源（选项C错误）。柠檬酸循环反应

中，每循环一轮只能以底物水平磷酸化生成1个GTP（选项D错误）。柠檬酸循环的各中间产物在反应前后质量**不发生改变**（选项E错误）。

21. 解析：本题考查对不良反应的理解。**副作用是在药物按正常用法用量使用时，出现的与治疗目的无关的不适反应**。糖皮质激素类药物在治疗自身免疫性疾病的同时出现了升高血压、骨质疏松和感染风险增加这样的不良反应为副作用（选项C正确）。**毒性反应**是指在剂量过大或药物在体内蓄积过多时发生的危害性反应（选项A错误）。**后遗效应**是指在停药后，血药浓度已降至最小有效浓度以下时残存的药理效应（选项B错误）。**停药反应**是指患者长期应用某种药物，突然停药后出现原有疾病加剧的现象，又称回跃反应或反跳（选项D错误）。**继发反应**是继发于药物治疗作用之后的不良反应，是治疗剂量下治疗作用本身带来的间接结果（选项E错误）。

22. 解析：本题考查对酶作为药物靶标的理解。**左旋多巴通过血-脑屏障后，在脑内被多巴脱羧酶转化为多巴胺**，从而发挥治疗帕金森病的疗效（选项A正确）。抗高血压药物依那普利抑制血管紧张素I转化酶（选项B错误）。治疗充血性心力衰竭药地高辛抑制Na^+,K^+-ATP酶（选项C错误）。碘解磷定复活有机磷酸酯抑制的胆碱酯酶（选项D错误）。胃蛋白酶本身就是酶（选项E错误）。

23. 解析：本题考查对第二信使的理解。第一信使是指多肽类激素、神经递质及细胞因子及药物等细胞外信使物质（选项A错误）。**第二信使将获得信息增强、分化、整合并传递给效应器才能发挥其特定的生理功能或药理效应**（选项B正确）。第一信使与靶细胞膜表面的特异受体结合，激活受体而引起细胞某些生物学特性的改变（选项C错

误）。NO 是一种既有第一信使特征，也有第二信使特征的信号分子（选项 D 错误）。负责细胞内外信息传递的物质为第三信使（选项 E 错误）。

24. 解析：本题考查对竞争性拮抗剂的理解。竞争性拮抗药可与激动药互相竞争与相同受体结合，产生竞争性抑制作用，**可通过增加激动药的浓度使其效应恢复到原先单用激动药时的水平**（选项 C 正确）。竞争拮抗药使激动药的量 - 效曲线平行右移（选项 A 错误），因此其最大效应不变（选项 B 错误），激动药与受体的结合是可逆的（选项 D 错误）。竞争性拮抗药与受体的亲和力可用 pA_2 表示（选项 E 错误）。

25. 解析：本题考查**超敏反应**。超敏反应又称变态反应，指已经免疫的机体再次接触相同抗原或半抗原刺激后，所引起的组织损伤和（或）功能紊乱。根据超敏反应的发生机制和临床特点，将其分为 4 型：Ⅰ 型即速发型超敏反应；Ⅱ 型，即细胞溶解型超敏反应；Ⅲ 型即免疫复合物型超敏反应；Ⅳ 型，即迟发型超敏反应。Ⅰ ~ Ⅲ 型超敏反应均由抗体介导，而 **Ⅳ 型则由效应 T 细胞介导**。

26. 解析：本题考查**病毒的分类**。病毒分为三大类，即 DNA 病毒、RNA 病、反转录病毒。DNA **病毒**基因组大多数为双链 DNA，例如疱疹病毒、**腺病毒**。RNA 病毒大多数为单链 RNA 病毒，例如流感病毒及个别副黏病毒。反转录病毒也是单链 RNA 病毒，人类 T 淋巴细胞白血病病毒（HTLV - Ⅰ 及 HTLV - Ⅱ）属于反转录病毒，HIV 也是反转录病毒。

27. 解析：本题考查**药物引起的自身免疫反应**。甲基多巴诱发的自身免疫性溶血，其作用的抗原靶分子为红细胞膜上的 Rh 蛋白；**氟烷诱发的自身免疫性肝损伤，其作用的抗原靶分子为肝细胞的 CYP450 酶类**。常见的诱发系统性红斑狼疮的药物有肼屈嗪、普鲁卡因胺和异烟肼等。

28. 解析：本题考查药物对肾脏的毒性。**布洛芬通过抑制前列腺素合成降低肾血流灌注引起慢性间质性肾炎**；环磷酰胺、异环磷酰胺直接毒副作用于尿路上皮引起出血性膀胱炎；氨基糖苷类、两性霉素 B、阿昔洛韦、膦甲酸以及顺铂、异环磷酰胺直接毒副作用于肾小管上皮细胞引起急性肾小管坏死；半合成青霉素通过 IgG 和 C3 介导的免疫反应引起急性间质性肾炎；顺铂的活性代谢物引起氧化应激和炎症反应进而引起肾功能衰竭。

29. 解析：本题考查**药物导致的锥体外系疾病**。锥体外系疾病包括药源性帕金森综合征、药源性异动症、急性肌张力障碍、药源性静坐不能、迟发性运动障碍和抗精神病药恶性综合征等。抗高血压药利血平及甲基多巴、**钙通道阻滞药氟桂利嗪**及止吐药甲氧氯普胺等，均**可通过阻滞纹状体突触后 DA 受体、耗竭 DA 和其他生物胺、抑制突触前膜多巴胺类物质囊泡的储存和转运，降低 DA 功能，导致帕金森样症状与体征**；抗精神病药氟哌啶醇也易引起药源性帕金森综合征。

30. 解析：本题考查**盐酸哌替啶的代谢**。盐酸哌替啶分子中的酯键与一般酯键药物不同，盐酸哌替啶结构中酯羰基的邻位有苯基存在，空间位阻大，水溶液短时间煮沸不至于被水解。**盐酸哌替啶给药后被血浆中的酯酶水解生成无镇痛活性的哌替啶酸**。也可以在肝脏中脱甲基，生成几无镇痛作用的去甲基哌替啶，进一步水解生成去甲基哌替啶酸。哌替啶酸和去甲基哌替啶酸均与葡萄糖醛酸结合经肾排出体外。

31. 解析：本题考查**美沙酮的作用**。美沙酮的镇痛作用比吗啡、哌替啶稍强，成瘾性等副作用也相应较小，适用于各种原因引起的剧痛。与吗啡比较，具有作用时间较长、不易产生耐受性、药物依赖性低的特点。临床上美沙酮被用于治疗海洛因依赖脱毒和替代维持治疗的药效作用。常作为依赖阿片病人的维持治疗药。但**长期应用也能成瘾**。本品的安全窗较小，有效剂量与中毒量较接近。美沙酮结构中含有一个手性碳原子，其 R - 对映异构体的镇痛活性是 S - 对映异构体的两倍，临床常用美沙酮的外消旋体。

32. **解析**：本题考查**解热镇痛药阿司匹林的作用**。解热镇痛药物作用于下丘脑的体温调节中枢，选择性地抑制中枢环氧化酶，使前列腺素的合成和释放减少，发挥解热作用。阿司匹林是水杨酸类解热镇痛药物的代表，同时还用于预防和治疗心血管系统疾病等。阿司匹林**水解生成的水杨酸与三氯化铁试液反应，呈紫堇色**，可用于本品的鉴别。本品可在生产中带入水杨酸或在贮存中水解产生水杨酸，不仅一定的毒副作用，还可在空气中逐渐被氧化成醌类有色物质。本品大部分在肝内脱乙酰化生成水杨酸，并以水杨酸盐的形式迅速分布于全身各组织。

33. **解析**：本题考查**昔布类选择性的 COX - 2 抑制药的结构**。塞来昔布和罗非昔布都有二芳基杂环结构，塞来昔布含有吡唑环，罗非昔布含有 2 - 呋喃酮环，二者具有增大心血管事件的风险。我国药物化学家提出了"适度抑制"的理念作为研制 COX 抑制药的原则，得到以不饱和吡咯烷酮作为支架，连接有甲磺酰基取代苯和甲基苯形成的药物结构，设计合成了艾瑞昔布。吡罗昔康与美洛昔康属于含有 1，2 - 苯并噻嗪结构的昔康类抗炎药物。

34. **解析**：本题考查药用麻黄碱的立体构型。**盐酸麻黄碱来自于天然植物，分子中含有 2 个手性碳原子**，共有四个光学异构体，一对为赤藓糖型对映异构体，称为麻黄碱，另一对为苏阿糖型，称为伪麻黄碱。药用麻黄碱为 1R，2S，**赤藓糖型**，分子中与羟基相连的碳原子与去甲肾上腺素 R 构型一致。

35. **解析**：本题考查**磷酸二酯酶抑制剂平喘药，茶碱的结构与作用**。茶碱为黄嘌呤衍生物，化学结构与咖啡因的相似，虽然均是**抑制磷酸二酯酶**，但主要用途和作用不同。咖啡因主要用于中枢兴奋，而茶碱用于**控制哮喘**。茶碱口服易吸收，吸收程度视剂型而异。吸收后，在肝脏中**被 P450 酶系统代谢**。

36. **解析**：本题考查**中枢性镇咳药右美沙芬的结构与作用**。右美沙芬**具有吗啡喃的基本结构**，主要用于治疗感冒、急慢性支气管炎、咽喉炎等引起的少痰咳嗽。本品主要通过**抑制延髓咳嗽中枢**而发挥镇咳作用。右美沙芬在胃肠道迅速吸收，**在肝脏代谢**，主要为 3 - 甲氧吗啡烷、3 - 羟基 - 17 - 甲吗啡烷及 3 - 羟吗啡烷三种代谢产物。如果大剂量服用含有该成分的药物，可能对消费者产生**大脑损伤**、失去意识及心律不齐等副作用。2024 年 7 月 1 日起，被列入第二类精神药品。

37. **解析**：本题考查**常用组胺 H_1 - 受体拮抗药的结构**。盐酸苯海拉明、茶苯海明、氯马斯汀和司他斯汀都是**氨基醚类组胺 H_1 - 受体拮抗药**。马来酸氯苯那敏属于丙胺类 H_1 - 受体拮抗药。

38. **解析**：本题考查**吩噻嗪结构药物的作用区别**。选项 A 是**组胺 H_1 受体拮抗剂异丙嗪**，选项 BCDE 虽然具有吩噻嗪结构，但属于抗精神病药物。选项 B 是**盐酸氯丙嗪**，选项 C 是三氟丙嗪，选项 D 是**三氟拉嗪**，选项 E 是奋乃静。

39. **解析**：本题考查非镇静 H_1 受体拮抗剂西替利嗪的结构与作用。西替利嗪分子呈**两性离子，不易穿透血 - 脑屏障**，故大大减少了镇静作用，发展为第二代抗组胺药物，即非镇静 H_1 受体拮抗剂。西替利嗪结构中含有一个**手性中心**，具有旋光性，左旋体活性比右旋体活性更强，用于治疗季节性变应性鼻炎（过敏性鼻炎，花粉症）。呈两性离子降低了镇静作用，而非抗组胺活性，所以选项 A 错误。

40. **解析**：本题考查**不可逆质子泵抑制**

药奥美拉唑的结构特点与活性。奥美拉唑的 R-型和 S-型异构体均产生作用强度相同的抗酸分泌作用。但是两种异构体的代谢途径有立体选择性差异，S-异构体比 R-异构体在体内的代谢清除率低，在体内更易重复循环，维持时间更长。所以选项 E 正确，其他描述均不符合。

[41~43] 解析：本题考查药物名称与药物命名。药物的名称包括药物的通用名、化学名和商品名。其中药品通用名也称为国际非专有药品名称，是世界卫生组织（WHO）推荐使用的名称。药品商品名只能由该药品的拥有者和制造者使用，代表着制药企业的形象和产品的声誉。药物的化学名是根据其化学结构式来进行命名的，以一个母体为基本结构，然后将其他取代基的位置和名称标出。

[44~47] 解析：本题考查脂质体和微囊材料。脂质体膜材为磷脂和胆固醇。长循环脂质体，延长脂质体在体内循环时间，用聚乙二醇（PEG）修饰。免疫脂质体：脂质体表面联接抗体，对靶细胞进行识别，提高脂质体的靶向性。微囊材料包括：①天然高分子囊材：明胶、阿拉伯胶、海藻酸盐、壳聚糖；②半合成高分子囊材；③合成高分子囊材。

[48~50] 解析：本题考查注射用溶剂。①乙醇：注射溶剂浓度可达 50%。但浓度超过 10% 时会有溶血作用或疼痛感。如氢化可的松注射液、乙酰毛花苷 C 注射液中均含有乙醇。②丙二醇：复合注射用溶剂中常用的含量为 10%~60%，供静脉注射或肌内注射。如苯妥英钠注射液中含 40% 丙二醇。③聚乙二醇（简称为 PEG）：PEG 400 更常用，如塞替派注射液以 PEG 400 为注射溶剂。④甘油：常用浓度为 1%~50%，如普鲁卡因注射液的溶剂为 95% 乙醇（20%）、甘油（20%）与注射用水（60%）。

[51~54] 解析：本题考查药动学基本公式。需要掌握几个基本的计算，公式表观分布容积 $V = X_0/C_0$。清除率 $Cl = kV$，$r = \dfrac{1-e^{-nk\tau}}{1-e^{-k\tau}}$ 是多剂量函数是桥接单次给药与多次给药的一个数学表达式，多次静脉注射的浓度-时间关系就是单次给药表达式（$C_0 \cdot e^{-kt}$）与多剂量函数 r 的乘积。血药浓度-时间曲线下面积 AUC。

[55~57] 解析：本题考查鼻用制剂的处方分析。①富马酸酮替芬为主药；亚硫酸氢钠为抗氧剂，三氯叔丁醇为防腐剂，纯化水为溶剂。②本品采用手动泵喷雾瓶，剂量准确，药液分布面积广，起效快，可迅速缓解鼻塞、流涕等临床症状。

[58~60] 解析：本题主要考查对时-效曲线的理解。起效时间为给药至时-效曲线与有效效应线首次相交点的时间，代表药物发生疗效以前的潜伏期（选项 A 正确）。疗效维持时间为从起效时间开始到时-效曲线下降到与有效效应线再次相交点之间的时间（选项 B 正确）。作用残留时间指曲线从降到有效效应线以下到作用完全消失之间的时间（选项 C 正确）。

[61~62] 解析：本题考查对药物非靶标作用机制的理解。补充胰酶用于慢性胰腺炎引起的胰酶分泌不足的作用机制属于补充体内物质（选项 D 正确）。渗透性泻药聚乙二醇散通过在肠道内形成高渗环境，增加水分滞留，软化粪便并促进排便，作用机制属于改变细胞周围环境的理化性质（选项 C 正确）。

[63~65] 解析：本题考查药物的引起心力衰竭的作用及机制。心力衰竭是指由于心脏损伤引起心脏泵血功能不足，心排血量减少，不能满足机体代谢所需血量的一种综合征。负性肌力药能够直接降低心肌的泵血能力，引起心力衰竭，这类药物包括钙通道阻滞药如维拉帕米、地尔硫草等。β 受体拮

抗药（如普萘洛尔）能抑制心肌收缩能力并减慢心率，提高外周血管阻力，增加心脏后负荷，以此进一步降低心排血量。α 受体拮抗药如哌唑嗪能显著降低血压，这与充血性心力衰竭的发病显著相关。

[66～69] 解析：本题考查**药物对消化道的毒副作用**。阿司匹林、布洛芬、吲哚美辛、双氯芬酸等药物通过抑制 COX-1 进而抑制 PGE_2 合成引发胃溃疡；林可霉素、克林霉素、四环素、头孢菌素、红霉素等药物通过破坏肠道微生物平衡引起抗菌药相关性腹泻、伪膜性结肠炎；氟尿嘧啶（5-FU）等细胞毒性抗肿瘤药物通过抑制快速分裂的胃肠上皮细胞引起腹泻；利塞膦酸钠、阿仑膦酸钠等通过直接刺激引发食管炎。

[70～71] 解析：此题均涉及**肿瘤分子靶向治疗中基因检测内容**。如吉非替尼因靶向非小细胞肺癌的 EGFR 基因突变，所以在用药治疗前检测该基因突变情况，可更加有的放矢。西妥昔单抗靶向结直肠癌的 Ras 突变。

[72～75] 解析：本题考查**麻黄碱和伪麻黄碱的立体结构**。两个相同原子或基团位于费希尔投影式异侧者，类似苏阿糖的构型，称为苏型或苏式；两个相同原子或基团位于费希尔投影式同侧者，类似赤藓糖的构型，称为赤型或赤式。麻黄碱分子中含有 2 个手性碳原子，共有四个光学异构体，一对为赤藓糖型对映异构体，称为麻黄碱，另一对为苏阿糖型，称为伪麻黄碱。立体构型（1R，2S）的结构为（-）-麻黄碱，立体构型（1S，2R）的结构为（+）-麻黄碱，立体构型（1S，2S）的结构为（+）-伪麻黄碱，立体构型（1R，2R）的结构为（-）-伪麻黄碱。此外，选项 B 为（+）-麻黄碱苯环 3-羟基的甲基化代谢产物。

[76～79] 解析：本题考查 β_2 **受体激动剂的结构特征**。选项 A 是异丙肾上腺素。将

异丙肾上腺素苯核 3 位的酚羟基用羟甲基取代，N 原子上的异丙基用叔丁基取代，得到选项 B 沙丁胺醇。将异丙肾上腺素的分子中的邻二羟基改为间二羟基得到选项 C 特布他林。在沙丁胺醇的侧链氮原子上的叔丁基用一长链的亲脂性取代基取代，得到选项 D 沙美特罗。将特布他林苯环上两个酚羟基酯化制成的双二甲氨基甲酸酯前药为选项 E 班布特罗。

[80～82] 解析：本题考查**抗心律失常药的结构特点与作用**。盐酸胺碘酮为钾通道阻滞药的代表药物，属**苯并呋喃**类化合物。**索他洛尔属于苯乙醇胺类结构**，具有拮抗 β 受体和延长心肌动作电位的**双重作用**，脂溶性低，右旋体为 II 类和 III 类抗心律失常药，不良反应少。伊布利特、多非利特属于 N-乙酰普鲁卡因胺的衍生物。普萘洛尔是 β 受体拮抗药的代表药物，属于芳氧丙醇胺类结构类型的药物。

[83～85] 解析：本题考查**常用的非选择性 β 受体拮抗药的结构特点**。阿普洛尔具有苯氧丙醇胺结构和烯丙基结构；氧烯洛尔具有苯氧丙醇胺和**烯丙氧基**；吲哚洛尔具有吲哚环结构；纳多洛尔是含有二羟基四氢萘的苯氧丙醇胺结构；噻吗洛尔具有**取代噻二唑**结构。

86. 解析：本题考查**膜剂**。膜剂最典型的**成膜材料 PVA（17-88）**。**甘油为增塑剂，二氧化钛为遮光剂**，食用蓝色素为**着色剂**，糖精为**矫味剂**，水作为溶剂，在制备过程中采用液状石蜡作为脱膜剂。为使药物均匀分散在成膜材料 PVA（17-88）溶液中，故将其微粉化。由处方中水的量可以看出不是包衣片，包衣材料一般为较稀溶液或者稀混悬液。

87. 解析：本题考查**药品标准质量要求、附加事项与贮藏**。遇光不稳定通常是易受光催化发生氧化、聚合等反应，故该类药品在

贮藏时不仅要求遮光，往往同时要求密封。例如，二氢吡啶类药物遇光不稳定，**硝苯地平及其片剂、苯磺酸氨氯地平及片剂均要求遮光、密封保存**。

88. 解析：本题考查**提高溶出速度的方法**。提高难溶性药物（硝苯地平）固体制剂的**溶出速度**具有重要意义，除了**粉末纳米化（微粉化）**、使用**表面活性剂**外，还可采取**制成盐**或亲水性前体药物、**固体分散体**、环糊精包合物、磷脂复合物等方法提高溶出速度。

89. 解析：本题考查**抗心律失常药分类**。抗心律失常药物按其药理作用机制分为四类：Ⅰ类，钠通道阻滞药；Ⅱ类，β受体拮抗药；Ⅲ类，延长动作电位时程药物，通常指钾通道阻滞药；Ⅳ类，钙通道阻滞药，硝苯地平属于1,4-二氢吡啶类钙通道阻滞药。Ⅰ、Ⅲ、Ⅳ类统称为作用于离子通道的抗心律失常药物。

90. 解析：本题考查**发热**。内生致热原在发热激活物的作用下，由产内生致热原细胞产生和释放的能引起体温升高。内生致热原可能首先作用于体温调节中枢，引起发热中枢介质的释放，从而使调定点改变。发热中枢介质可分为两类：正调节介质和负调节介质。正调节介质包括：前列腺素E（PEG）、花生四烯酸、环磷酸腺苷（cAMP）、Na^+/Ca^{2+}（内生致热原→下丘脑Na^+/Ca^{2+}↑→cAMP↑→调定点上移，可能是多种致热原引起发热的重要途径）、促肾上腺皮质激素释放素和一氧化氮。负调节介质包括精氨酸升压素、α-黑素细胞刺激素、膜联蛋白A1和白细胞介素-10等。外周内生致热原入脑后，作用于体温调节中枢，引起中枢发热介质的释放，后者相继作用于相应的神经元，使调定点上移。在体温上升的同时，负调节中枢也被激活，产生负调节介质，进而限制调定点的上移和体温的上升。

91. 解析：本题考查**抗菌药物的作用机**制。莫西沙星为喹诺酮类药物，可抑制DNA回旋酶，使DNA负超螺旋结构不能形成，妨碍细菌DNA的复制和mRNA的转录。

92. 解析：本题考查**药物的光毒性**。喹诺酮类的光毒性主要取决于其8位取代基，8位取代基为氟或氯原子，如氟罗沙星、洛美沙星和司帕沙星，一般表现出较强的光毒性，而8位取代基为甲氧基时，如莫西沙星和加替沙星，则对紫外线的稳定性明显增强，在治疗条件下不存在光毒性。去甲金霉素的光毒性反应发生率特别高。

93. 解析：本题考查**硝苯地平的作用**。硝苯地平属于1,4-二氢吡啶类钙通道阻滞药，通过连接在位于L通道的α_1亚单位内的特异性受体部位而发挥作用的。维拉帕米、地尔硫䓬和1,4-二氢吡啶类钙通道阻滞药三者与受体结合的相互关系已经明确，维拉帕米与其受体的结合抑制了地尔硫䓬和1,4-二氢吡啶类钙通道阻滞药与它们各自受体的结合。同样，地尔硫䓬或1,4-二氢吡啶类钙通道阻滞药与其受体的结合也抑制维拉帕米的结合。相反，地尔硫䓬和1,4-二氢吡啶类钙通道阻滞药可起到相互促进作用。因此选项A正确，B错误。该类药物与柚子汁一起服用时，会产生药物-食物相互作用，导致其体内浓度增加，选项E正确。硝苯地平具有肝首过消除，在肝脏内转换为无活性的代谢产物，选项C正确。硝苯地平遇光极不稳定，分子内部发生光催化的歧化反应，降解产生硝基苯吡啶衍生物和亚硝基苯吡啶衍生物。亚硝基苯吡啶衍生物对人体极为有害，故在生产、贮存过程中均应注意避光，选项D正确。

94. 解析：本题考查1,4-二氢吡啶类**钙通道阻断药的结构特点**。选项ABCDE分别是**硝苯地平**、尼群地平、非洛地平、氨氯地平和尼莫地平，因此选项A正确。

95. 解析：本题考查**地尔硫䓬的结构与**

作用。地尔硫草属于**苯硫氮草类**钙通道阻滞药，分子结构中有两个手性碳原子，具有四个立体异构体，即反式 d - 异构体和反式 l - 异构体，以及顺式 d - 异构体和顺式 l - 异构体，其中以顺式 d - 异构体活性最高，其活性大小顺序依此为**顺式 d - 异构体 > 顺式 dl - 异构体 > 顺式 l - 异构体 > 反式 dl - 异构体**。冠脉扩张作用对顺式 d - 异构体具立体选择性，临床仅用其顺式 d - 异构体，即 **$2S,3S$ - 异构体**。因此选项 A、C 正确，B 错误。地尔硫草口服吸收迅速完全，但有较高的**首过消除**，经肝肠循环，主要代谢途径为**脱乙酰基、N - 脱甲基和 O - 脱甲基化**。因此选项 DE 正确。

96. 解析：本题考查**企业质量管理模式**。企业质量管理模式可以分为三类：**质量控制模式、质量保证模式和全面质量管理模式**。①**质量控制模式**，在企业管理的初级阶段，质量管理的**目标是减少质量问题**，主要通过检验和修正产品质量问题实现。②**质量保证模式**：也称统计质量控制模式，是企业管理的发展阶段，质量管理的**目标是减少质量问题发生的可能性**，主要通过建立质量保证体系来预防质量问题的发生。③**全面质量管理模式**：企业管理发展的高级阶段，是以质量为中心，强调全员参与、全过程控制和全面改进的管理方式和理念。

97. 解析：本题考查对血糖水平激素调节的理解。**胰岛素**由胰腺 β 细胞分泌，是体内唯一能降低血糖的激素（选项 A 正确）。**胰高血糖素**是升高血糖的主要激素，由胰腺 α 细胞分泌（选项 B 正确）。**糖皮质激素**是调节血糖的激素（选项 C 正确）。**肾上腺素**升高血糖的作用机制是引发肝和肌细胞内依赖 cAMP 的磷酸化级联反应，加速糖原分解（选项 D 正确）。**肾上腺素**主要在应激状态下发挥调节作用（选项 E 正确）。

98. 解析：本题考查时辰药理学。**可的松或氢化可的松，在清晨 7~8 时一次服用**，这种给药法使外源性糖皮质激素血浆浓度与内源性糖皮质激素分泌昼夜节律重合，可减少药物对内源性皮质激素分泌功能的抑制，**减少皮质分泌功能抑制的不良反应**。哮喘患者呼吸道阻力增加，通气功能下降，并呈现昼夜节律性变化，夜晚或清晨气道阻力增加，容易诱发哮喘。因此，β₂ 受体激动药可采取剂量晨低夜高的给药方法，有利于药物在清晨呼吸道阻力增加时达到较高血浓度；特布他林 08:00 时口服 5mg，20:00 时服 10mg，可使该药的血药浓度昼夜保持相对稳定，有效控制哮喘发作。为保证吸收，铁剂的服用选择在 19:00 比较合理。茶碱类药物白天吸收快，而晚间吸收较慢，可采取日低夜高的给药剂量。

99. 解析：本题考查**组胺 H₁ 受体拮抗剂马来酸氯苯那敏的代谢反应**。氯苯那敏在体内大部分由肝脏代谢，代谢物主要有 N - 去甲基氯苯那敏和氯苯那敏 N - 氧化物，24 小时后大部分经肾脏排出体外，同时也可经大便、汗液排泄。哺乳期妇女，部分也可经乳汁排出。

100. 解析：本题考查**三环类药物的作用区别**。抗抑郁药和组胺 H₁ 受体拮抗剂中均有三环类药物。选项 A 是**赛庚啶**，选项 B 是**酮替芬**，均为组胺 H₁ 受体拮抗剂。选项 C 是**氯米帕明**，选项 D 是**地昔帕明**，选项 E 是**阿米替林**，均为抗抑郁药物。

预测试卷（三）答案与解析

题号	1	2	3	4	5	6	7	8	9	10
答案	C	E	C	B	A	B	E	E	B	B
题号	11	12	13	14	15	16	17	18	19	20
答案	B	C	B	C	D	E	B	C	E	B
题号	21	22	23	24	25	26	27	28	29	30
答案	A	C	B	C	B	B	E	C	A	C
题号	31	32	33	34	35	36	37	38	39	40
答案	E	A	E	D	B	C	A	C	E	A
题号	41	42	43	44	45	46	47	48	49	50
答案	D	E	B	C	D	C	A	D	E	B
题号	51	52	53	54	55	56	57	58	59	60
答案	A	D	C	C	A	E	D	A	C	B
题号	61	62	63	64	65	66	67	68	69	70
答案	E	D	C	B	A	B	D	C	A	A
题号	71	72	73	74	75	76	77	78	79	80
答案	C	B	D	A	E	C	B	D	E	A
题号	81	82	83	84	85	86	87	88	89	90
答案	C	D	A	B	C	C	E	B	C	C
题号	91	92	93	94	95	96	97	98	99	100
答案	A	A	E	D	D	CDE	ABCDE	ADE	BCDE	ABCDE

1. 解析：本题考查药物来源－微生物的代谢产物。微生物的次级代谢产物具有生物活性，人类已从细菌、真菌培养液中分离出很多抗生素用于临床，如青霉素、四环素、环孢菌素 A 和阿霉素等（选项 C 正确）。这些抗生素发展了各种合成和半合成药物。

2. 解析：本题考查药物剂型按给药途径分类。此分类方法的缺点是：同一剂型因给药途径不同而分类不同。如喷雾剂，既可通过口腔给药，也可通过鼻腔、皮肤或肺部给药。

解析：本题考查药物制剂的稳定性。药物制剂稳定性变化一般包括化学、物理和生物学三个方面。①化学方面：指药物因水解、氧化、还原、光解、异构化、聚合、脱羧，及药物相互作用产生的化学反应，使药物含量（或效价）、色泽产生变化。②物理方面：指制剂物理性能发生变化，如混悬剂中药物粒子结块、结晶生长，乳剂分层（沉降分层都属于物理变化，选项 C 正确），片剂崩解时限、溶出速度改变等。③生物学方面：指因微生物污染滋长，引起药物的酶败分解变质。

4. 解析：本题考查含量或效价测定。标准品系指用于生物检定或效价测定的标准物质。对照品系指采用理化方法进行鉴别、检查或含量测定时所用的标准物质，其特性量值一般按纯度（%）计。例如，氯氮䓬片采用紫外－可见分光光度法测定含量，以氯氮䓬对照品作为标准物质，以其标示的含量值计算供试品的含量（选项 B 正确）；其他选项均不相关。

5. 解析：本题考查药物制剂的稳定性。酚类药物分子中具有酚羟基，较易氧化，如肾上腺素、左旋多巴、吗啡、水杨酸钠等。维生素 A 含有碳碳双键易氧化。苯巴比妥钠是酰胺类药物，在碱性溶液中容易水解。

维生素 B_2、叶酸含有双键，光敏感易降解。

6. 解析：本题考查双室模型静脉注射参数的计算。双室模型静脉注射的 $\lg C - t$ 曲线表现为较明显的"下凹"特征后端是消除相。所以后端直线斜率可计算消除速率常数。

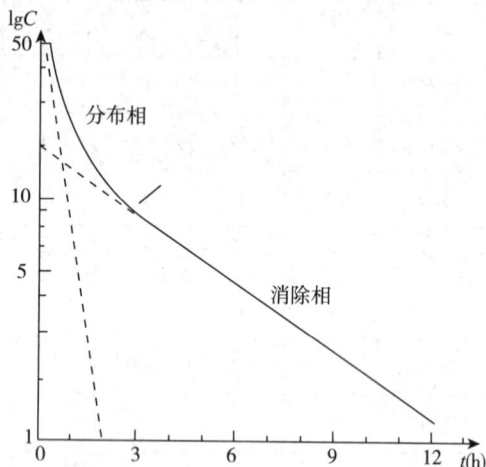

7. 解析：本题考查单室模型口服给药。口服（血管外给药）药物先有吸收的过程，吸收速率常数 k_a，浓度逐渐增加（选项 A 错误）。当吸收与体内消除相当时达到最高血药浓度，即为曲线的最高点，随后吸收减少，消除增加，消除速率常数为 k，最后只剩下消除（选项 E 正确），血药浓度逐渐减少。图中未说明是代谢还是排泄（选项 C 和 D 错误）。单室模型药物分布瞬间完成，没有分布（选项 B 错误）。

8. 解析：本题考查溶液型注射剂的临床应用及注意事项。临床应用：①患者存在吞咽困难或明显的吸收障碍（选项 A 正确），一般使用注射剂；②口服生物利用度低药物，除治疗胃肠道相关疾病外，一般使用注射剂；③患者疾病严重、病情进展迅速的紧急情况下，注射剂能较快地发挥药效；④没有合适的口服剂型的药物，如氨基酸类或胰岛素制剂（选项 B 正确）。注意事项：①需配制后使用，一般提倡临用前配制（选项 C 正确）；②应尽可能减少注射次数（选项 D 正确），应积极采取序贯疗法（即紧急情况下先用注射剂，病情控制后马上改为口服给药）；③应尽量减少注射剂联合使用种类。在不同注射途径的选择上，能够肌内注射就不静脉注射（**选项 E 错误**）；④应严格把握注射剂量和疗程。

9. 解析：本题考查**维生素 C 注射液的处方**，**维生素 C 显强酸性**，注射时刺激性大，会产生疼痛，故加**碳酸氢钠**或碳酸钠中和部分维生素 C 成钠盐，以避免疼痛；同时由于碳酸氢钠**调节了 pH**，可增强本品的稳定性。**亚硫酸氢钠（酸性）是还原剂（抗氧剂）**，可以防止药品被氧化。而亚硫酸钠弱碱性，维生素 C 注射剂中不可以使用。

10. 解析：本题考查**乳剂型注射剂的乳化剂的选择**。静脉注射乳剂的乳化剂常用的有**卵磷脂、豆磷脂**及**普朗尼克 F－68（Pluronic F－68）**等，其他都不能静脉注射，防止溶血。

11. 解析：本题考查**注射剂配伍变化的主要原因**。pH 值的改变：凡两种药物溶液中 pH 相差较大，发生配伍变化的可能性也大。pH 的变化可引起沉淀析出与变色，如新生霉素注射液（pH 值通常在 6.0～7.5）与 5% 葡萄糖（pH 值通常在 3.5～6.5），如**诺氟沙星注射液（pH 值通常在 3.5～4.5）与氨苄西林注射液（pH 值通常在 8.0～10.0）配伍会发生沉淀**；磺胺嘧啶钠、谷氨酸钠（钾）、氨茶碱等碱性药物可使肾上腺素注射液（pH 值通常在 2.2～5.0）变色。此外，各种输液都规定了不同 pH 值范围，配伍时不仅要注意制剂的 pH 值，还要注意其范围。如葡萄糖注射液的 pH 值为 3.2～5.5，若青霉素 G 与其配伍后 pH 值 4.5，其效价 4 小时损失 10%；若 pH 值为 3.6，1 小时即损失 10%，4 小时损失 40%。

12. 解析：本题考查**药物动力学参数**的

计算公式。**血药浓度－时间曲线下面积 AUC $= X_0/kV$，清除率 $Cl = kV$。表观分布容积**是体内药量与血药浓度间的一个比例常数 $V = X/C$，消除半衰期 $t_{1/2} = 0.693/k$。

13. 解析：本题考查**气雾剂的抛射剂与附加剂**。抛射剂一般可分为**氯氟烷烃**（俗称**氟利昂**，已不用）、**氢氟烷烃、碳氢化合物**及**压缩气体**四大类。氢氟烷烃是目前最有应用前景的类氯氟烷烃的替代品，主要为 HFA－134a（四氟乙烷）和 HFA－227（七氟丙烷）。目前全球大部分市售的吸入气雾剂的抛射剂均为氢氟烷烃。

14. 解析：本题考查**体内过程**。大部分小分子药物在胃肠道中最主要的**吸收部位是小肠**，药物代谢的主要部位是**肝脏**，药物排泄的主要器官是**肾脏**。

15. 解析：本题考查**半衰期与消除百分数关系**。**半衰期**是消除一半（50%）所需的时间，1 个半衰期消除 50%，**2 个半衰期消除 75%**（第 2 个半衰期消除剩余 50% 的一半，即为 25%，加上第一个半衰期的 50%：50% ＋ 25% ＝75%），**3 个半衰期消除 87.5%**。

16. 解析：本题考查**栓剂的特点**。栓剂作用于全身的主要途径是**直肠栓**，通过与直肠黏膜接触发挥作用等。

17. 解析：本题考查**皮肤药物吸收**。**皮肤的通透性低**是由于**角质层的高屏障作用**，皮肤角质层仅能通过脂溶性较高的小分子**药物**（市售普通透皮制剂分子量不超过 500）。湿润皮肤，可增强角质层的水合作用，增加药物渗透；角质层受损、皮肤发炎、患湿疹时，可使药物吸收速度及程度大大增加。如何使药物**突破角质层**进行透皮吸收，是经皮给药系统研究的重点。

18. 解析：本题考查**口服混悬剂常用稳定剂**。混悬剂制备时加入稳定剂包括：润湿剂、助悬剂、絮凝剂或反絮凝剂等。①**润湿**

剂：如泊洛沙姆、聚山梨酯类、脂肪酸山梨坦类等。②助悬剂：主要包括：**低分子助悬剂**如甘油、糖浆等；外用混悬剂常加甘油。**高分子助悬剂**：天然高分子助悬剂有果胶、琼脂、白芨胶、**西黄蓍胶**、阿拉伯胶或海藻酸钠等。合成或半合成高分子助悬剂有纤维素类（如甲基纤维素、羧甲基纤维素钠、羟丙基甲基纤维素）、聚维酮、聚乙烯醇等。③**絮凝剂或反絮凝剂**：如枸橼酸盐、枸橼酸氢盐、酒石酸盐、酒石酸氢盐、磷酸盐和一些氯化物（如三氯化铝）等。

19. 解析：本题考查对于核酸基本单位碱基的理解。**胸腺嘧啶一般而言只存在于DNA 中**（选项 E 正确），鸟嘌呤、腺嘌呤和胞嘧啶存在于 DNA 和 RNA 中（选项 A、B 和 C 错误），尿嘧啶只存在于 RNA 中（选项 D 错误）。

20. 解析：本题考查对于糖尿病分型的理解。1 型糖尿病多发生于青少年，因自身**免疫而使胰岛 β 细胞功能缺陷，导致胰岛素分泌不足**（选项 B 正确）。临床无 0 型糖尿病分类（选项 A 错误），2 型糖尿病为非胰岛素依赖型糖尿病（选项 C 错误），3 型糖尿病为妊娠糖尿病（选项 D 错误），4 型糖尿病为特殊类型糖尿病（选项 E 错误）。

21. 解析：本题考查抗生素的作用机制。β - **内酰胺类**的作用机制是抑制细菌细胞壁合成（选项 A 正确）。多黏菌素类的作用机制是**增加细菌胞浆膜的通透性**（选项 B 错误），四环素类、氨基糖苷类、氯霉素作用机制是**抑制细菌蛋白质合成**（选项 C、D 和 E 错误）。

22. 解析：本题考查对外致热原的理解。来自体外的致热物质称为**外致热原**。内毒素属**于外致热原**（选项 C 正确）。白细胞介素 - 1、肿瘤坏死因子、内皮素、干扰素和巨噬细胞炎症蛋白 - 1 属于内生致热源（选项 A、B、D

和 E 错误）。

23. 解析：本题考查对后遗效应的理解。服用巴比妥类催眠药后，次晨出现的乏力、困倦等等"宿醉"现象属于**后遗效应**，指在停药后，血药浓度已降至最小有效浓度以下时残存的药理效应（选项 B 正确）。阿托品用于解除胃肠痉挛时，会引起口干、心悸、便秘属于**副作用**（选项 A 错误）。致癌、致畸胎和致突变属于**慢性毒性**（选项 C 错误）。假性胆碱酯酶缺乏者，应用骨骼肌松弛药琥珀胆碱后，由于延长了肌肉松弛作用而常出现呼吸暂停反应属于**特异质反应**（选项 D 错误），长期服用中枢性降压药可乐定治疗高血压，突然停药，次日血压明显升高属于**停药反应**（选项 E 错误）。

24. 解析：本题考查对受体特性的理解。**受体对其配体有高度识别能力，对配体的化学结构与立体结构具有很高的专一性**，属于特异性。

25. 解析：本题考查对部分激动药的理解。**部分激动药**对受体有很高的亲和力，但内在活性不强（$\alpha < 1$）。部分激动药量 - 效曲线高度（E_{max}）较低，即使增加剂量，也不能达到完全激动药的最大效应；相反，却可因其占领受体，而拮抗完全激动药的部分药理效应。喷他佐辛属于部分激动药。

26. 解析：本题考查对受体调节的理解。**同源脱敏**是指只对一种类型的受体激动药的反应下降，而对其他类型受体激动药的反应性不变，因此又称**特异性脱敏**。

27. 解析：本题考查本题考查对治疗指数的理解和计算。LD_{50} 与 ED_{50} **的比值称为治疗指数**，该药的治疗指数为 10。

28. 解析：本题考查药物引起神经系统靶器官损伤。**利血平**可以通过耗竭去甲肾上腺素产生镇静和安定等中枢抑制作用，大剂量可引起抑郁症和其他神经症状（选项 C 正确）。**长春新碱**可抑制微管合成，导致轴索运输障碍，引起周围神经病（选项 B 错误）。**氯丙嗪**由于 DA 受体长期被阻断以致受体敏感性增强或反馈性促进突触前膜的 DA 释放增加，可引起锥体外系反应（选项 A 错误）。**可卡因和安非他明**抑制突触前膜摄取单胺类神经递质的酶，增加突触间隙多巴胺和去甲肾上腺素的浓度而引起神经毒性（选项 D 和 E 错误）。

29. 解析：本题考查对元素杂质的理解。第 1 类元素杂质砷（As）、镉（Cd）、汞（Hg）和铅（Pb）是人体毒素，在药品生产中应限制使用或禁用。在药品中出现的这类元素通常来自常用物料（如：矿物质辅料）。由于它们的独特性质，这四种元素的**所有潜在元素杂质来源以及给药途径都需要进行风险评估**（选项 A 正确）。**砷属于第 1 类元素杂质**（选项 B 错误）。2A 类元素出现在药品中的相对可能性高，因此对所有潜在元素杂质来源以及给药途径都需要进行风险评估（选项 C 错误）。第 3 类元素口服给药途径的毒性相对较低（高 PDE 值，通常 > 500 μg/天），但在**吸入和注射给药途径的风险评估中仍需考虑**（选项 D 错误）。**银属于第 2 类元素杂质**（选项 E 错误）。

30. 解析：本题考查**常用组胺 H_1 - 受体拮抗药的结构特点**。选项 A 是**盐酸苯海拉明**，选项 B 是**茶苯海明**，选项 C 是氯马斯汀，选项 D 是**司他斯汀**，选项 E 是**马来酸氯苯那敏**。选项 ABCD 是**氨基醚类 H_1 受体拮抗剂**，其中氯马斯汀分子中含有两个手性中心，对受体有着立体选择性，优映体是（R, R）-（+）-对映体。选项 E 是丙胺类 H_1 受体拮抗剂，结构中含有一个手性碳原子，S 构型右旋体的活性强于 R 构型左旋体，药用品为其外消旋体。

31. 解析：本题考查三环类组胺 H_1 - 受体拮抗药的结构特点与代谢反应。选项 ABCDE 均是三环类组胺 H_1 - 受体拮抗药，其中 A 是**异丙嗪**，B 是**赛庚啶**，C 是**酮替芬**，D 是**阿扎他定**，E 是**氯雷他定**，而只有氯雷他定的主要代谢产物去乙氧羰基氯雷他定对 H_1 受体选择性更好，药效更强，现已开发成新型第三代抗组胺药**地氯雷他定**。

32. 解析：本题考查**典型的不可逆质子泵抑制药奥美拉唑的结构**。不可逆质子泵抑制药的结构由吡啶环、甲基亚磺酰基及苯并咪唑三部分组成，所以选项 A 正确。其他选项的特征结构与此不符。

33. 解析：本题考查**第一代 5 - HT_3 拮抗剂的构效关系**。该类药物的典型结构包括咔唑衍生物、吲唑衍生物、吲哚衍生物、稠合三环衍生物。图中以吲哚衍生物为例，A 环作为 B 环和羰基氧原子之间的间隔基，B 环与受体发生疏水结合，羰基氧形成水介导的氢键，**右侧的含氮杂环**（以质子化形式）与受体的 Trp183 和 Tyr193 形成阳离子 - π 相互作用。所以选项 E 错误。

34. 解析：本题考查常用的**血管紧张素转换酶（ACE）抑制药的结构特点**。选项 A 是含巯基和两个手性中心的 ACE 抑制药的唯一代表药**卡托普利**。选项 B 阿拉普利是卡托普利的巯基乙酰化及羧基与苯甘氨酸的氨基成酰胺的前药，含有三个手性中心，在体内去乙酰化和酰胺水解后迅速转变为卡托普利。选项 C 是双羧基的 ACE 抑制药的代表药**依那普利**，分子中含有三个手性中心，均为 S - 构型。选项 D 培哚普利结构中含有八氢 - 1H - 吲哚羧酸片段及五个手性中心。选项 E 螺普利可看成依那普利结构中的脯氨酸被螺环羧酸所替代的药物，含有三个手性中心。

35. 解析：本题考查**他汀类药物的构效关系**。他汀类药物属于**羟甲戊二酰辅酶 A 还原酶（HMG - CoA 还原酶）抑制药**，分子中都含有 3,5 - 二羟基羧酸药效团，3,5 - 二羟基羧酸的 5 位羟基有时会和羧基形成内酯。该内酯须经水解后才能起效，可看作前体药物，且 3,5 - 二羟基的绝对构型对产生药效有至关重要的作用。因此选项 A、C 正确，选项 B 错误。吲哚环仅起骨架支撑作用，可由吡咯、吡啶、嘧啶、吡唑、咪唑、喹啉、苯环、萘环、茚环等置换，所以选项 D 正确。所有他汀类药物均可能有一定程度的横纹肌溶解副作用，特别是西立伐他汀，所以选项 E 正确。

36. 解析：本题考查**普萘洛尔的结构与作用**。盐酸普萘洛尔是 **β 受体拮抗药**的代表药物，属于**芳氧丙醇胺类**结构类型的药物，芳环为萘核。普萘洛尔的 S - 异构体具有强效的 β 受体拮抗作用，而 R - 异构体的拮抗作用很弱。研究还发现 R - 异构体在体内竞争性取代 S - 异构体，导致后者血浆蛋白结合率下降，发生药动学相互作用，所以选项 C 错误。**外消旋体的毒性比单个对映体强**，但临床上仍应用其外消旋体。

37. 解析：本题考查**血管紧张素 II 受体拮抗药的基本结构**。血管紧张素 II（A II）受体拮抗药是含有酸性基团的**联苯**结构，酸性基团可以**为四氮唑环**也可以是羧基，在联苯的一端联有咪唑环或可视为咪唑环的开环衍生物，咪唑环或开环的结构上都联有相应的药效基团（选项 A 正确）。其他选项的药物中不含该类结构。

38. 解析：本题考查**常用的非选择性 β 受体拮抗药结构**。选项 ABCDE 均为芳氧丙醇胺类结构的非选择性 β 受体拮抗药。其中选项 A **普萘洛尔**的氮原子上是异丙基取代、萘环上没有其他取代；选项 B **阿普洛尔**的苯环上有烯丙基取代；选项 C **氧烯洛尔**的苯环上有**烯丙氧基**取代；选项 D **吲哚洛尔**的结构是以**吲哚环**代替普萘洛尔的萘环；选项 E **纳多**

洛尔的结构含有**二羟基四氢萘**的苯丙醇胺结构。因此选项 C 正确。

39. 解析：本题考查 1,4 - 二氢吡啶类钙通道阻滞药的构效关系。1,4 - 二氢吡啶环是该类药物的**必须药效团**，且 N_1 上不宜带有取代基，1,6 位为甲基取代，C_4 位常为苯环，C_4 位取代基与活性关系依次为：**取代苯基 >苯基 > 环烷基 > 烷基 > H**。C_3、C_5 为酯基时，活性较好。R^4 为邻位或间位取代，或邻、间位双取代，**活性较大**；R^4 为 H 或对位取代，活性降低。因此选项 ABCD 正确。该类药物遇光极不稳定，分子内部发生光催化的歧化反应，降解产生硝基苯吡啶衍生物和亚硝基苯吡啶衍生物。亚硝基苯吡啶衍生物对人体极为有害，故在生产、贮存过程中均应注意避光。所以选项 E 错误。

40. 解析：本题考查 **β 受体拮抗药的基本结构**。β 受体拮抗药具有较好的抗心律失常作用，约占所有抗心律失常药物数目的一半，有两类基本结构，即芳氧丙醇胺类和苯乙醇胺类。图中药物为**吲哚洛尔**，属于芳氧丙醇胺类结构，具有特征性的吲哚环，所以选项 A 正确。不可逆质子泵抑制药的结构由吡啶环、甲基亚磺酰基及苯并咪唑三部分组成。血管紧张素 II 受体拮抗药是含有酸性基团的联苯结构，酸性基团可以为四氮唑环也可以是羧基。$β_2$ 受体激动药的基本结构为 β - 苯乙胺。组胺 H_1 受体拮抗药按化学结构可分为乙二胺类、氨基醚类、丙胺类、三环类、哌嗪类和哌啶类。所以选项 BCDE 错误。

[41 ~ 43] 解析：本题考查**药品标准质量要求**。重金属系指在规定实验条件下与硫代乙酰胺或硫化钠作用显色的金属杂质，以**铅（Pb）**为代表，其限量通常为百万分之十（10ppm）（选项 D 正确）；**砷盐（As）**检查法有古蔡氏法和二乙基二硫代氨基甲酸银（AgDDC）法，限量通常为百万分之一

（1ppm）（选项 E 正确）。第 3 类残留溶剂为**低潜在毒性的溶剂，药品生产中可正常使用，**其残留量也无需严格控制，**限量与干燥失重相当，均为 0.5%**。这类溶剂包括乙酸、丙酮、乙醇、正丁醇、乙醚、乙酸乙酯、三乙胺等（选项 B 正确）。

[44～45] 解析：本题考查脂质体和微囊材料。脂质体膜材为**磷脂和胆固醇。长循环脂质体：**延长脂质体在体内循环时间，用聚乙二醇（PEG）修饰。

[46～49] 解析：本题考查**注射液的附加剂**。细胞色素 C 为主药，**葡萄糖为填充剂**；细胞色素 C 易被空气等氧化，故在制剂中加入**亚硫酸钠、亚硫酸氢钠等抗氧剂**；制备时通过**氢氧化钠调节 pH 为 7.0～7.2**。处方中注射用水为溶剂，冻干过程中逐步至完全除去。

[50～53] 解析：本题考查的是**软膏类型**。①本品为 O/W 型乳膏剂基质，**液状石蜡、硬脂酸和白凡士林为油相成分，十二烷基硫酸钠及硬脂酸甘油酯（1∶7）为混合乳化剂**，其 HLB 值为 11，接近本处方中油相所需的 HLB 值 12.7，制得的乳膏剂稳定性较好。**甘油为保湿剂，羟苯乙酯为防腐剂**，纯化水为水相。

[54～57] 解析：本题考查**药动学基本公式**。需要掌握血药浓度 - 时间关系式以及生物利用度关系式。公式中仅含有 k **消除速率常数**者即为单室静脉注射，含有生物利用度 F 和吸收速率常数 k_a 者为血管外给药。相同剂量 AUC 与静脉注射比为**绝对生物利用度**。$(1 - e^{-nk\tau}) / (1 - e^{-k\tau})$ 为**多剂量给药**，n 是给药的次数。

[58～60] 解析：本题考查对受体种类的理解。肾上腺素受体属于 G - 蛋白偶联受体（选项 A 正确）。胰岛素受体属于**酪氨酸激酶受体**（选项 C 正确）。N 型乙酰胆碱受体属于**配体门控的离子通道受体**（选项 B 正确）。

[61～65] 解析：本题考查对药物的非靶标作用机制的理解。消毒防腐药对蛋白质有变性作用，因此只能用于体外杀菌或防腐，属于**非特异性作用**（选项 E 正确）。胰岛素治疗糖尿病属于**补充体内物质**（选项 D 正确）。静脉注射甘露醇解毒是通过络其在肾小管内产生高渗透压而利尿，**改变细胞周围环境的理化性质**（选项 C 正确）。丙磺舒治疗痛风是通过竞争性抑制肾小管对弱酸性代谢物的转运体，抑制原尿中尿酸再吸收，属于**影响转运体**起作用（选项 B 正确）。免疫增强药左旋咪唑用于免疫缺陷性疾病的治疗。属于**影响机体免疫功能**起作用（选项 A 正确）。

[66～69] 解析：本题考查肿瘤分子靶向治疗中基因检测内容。达拉菲尼靶向黑色素瘤的 BRAFV600E/K 突变（选项 B 正确）。色瑞替尼靶向非小细胞肺癌的 ALK 融合（选项 D 正确）。曲妥珠单抗靶向**胃癌的 HER - 2 扩增**（选项 C 正确）。吉非替尼因靶向非小细胞肺癌的 EGFR 基因突变（选项 A 正确）。

[70～71] 解析：本题考查用药与时辰关联的内容。调血脂药辛伐他汀通过抑制 HMG - CoA 还原酶，抑制肝脏合成胆固醇从而降低低密度脂蛋白。研究表明，夜间给予他汀类降脂药降低血清胆固醇的作用更强，因此推荐临睡前给药（选项 A 正确）。**每日清晨 7～8 时**一次服用外源性糖皮质激素，血浆浓度与内源性糖皮质激素分泌昼夜节律重合，可减少药物对内源性皮质激素分泌功能的抑制，减少皮质分泌功能抑制的不良反应（选项 C 正确）。

[72～75] 解析：本题考查**影响白三烯系统药物的结构特点与作用**。选项 A 是选择性白三烯受体的拮抗剂**孟鲁司特**，结构中含

有环丙烷片段，拮抗过敏介质介导的气道收缩，可改善呼吸道炎症，使气管通畅。选项B是**扎鲁司特**，以天然白三烯为模型化合物，经结构衍化而得，它是有效的LTD4拮抗剂，可作为轻中度哮喘的有效治疗药物。选项C是**曲尼司特**，是一种过敏介质阻滞剂。选项D白三烯受体拮抗药**普鲁司特**，为新型抗哮喘药，改善轻、中度患者的肺功能，显著降低日间及夜间哮喘症状评分，减少夜间憋醒次数。选项E是N-羟基脲类5-脂氧酶抑制剂**齐留通**，通过对5-脂氧酶的抑制，减少白三烯的生成，用于治疗哮喘。

[76～79] 解析：本题考查**茶碱类磷酸二酯酶抑制剂平喘药**。选项A为**黄嘌呤**。选项B是**茶碱**，为黄嘌呤衍生物，在其他衍生物中**分子量最小**，抑制磷酸二酯酶的活性，用于控制哮喘。选项C是**氨茶碱**，是**茶碱与乙二胺的复盐**，药理作用主要来自茶碱，但乙二胺增加其水溶性，可作为注射剂使用。选项D是**二羟丙茶碱**，为茶碱7位二羟丙基取代的衍生物，但在体内不能被代谢成茶碱；对心脏和神经系统的影响较小，尤适用于伴心动过速的哮喘患者。选项E是**多索茶碱**，是甲基黄嘌呤的衍生物，可直接作用于支气管，松弛支气管平滑肌。

[80～82] 解析：本题考查**抗心律失常药物的分类**。抗心律失常药物按其药理作用机制分为四类：Ⅰ类，**钠通道阻滞药**；Ⅱ类，β受体拮抗药；Ⅲ类，**延长动作电位时程药物**，通常指钾通道阻滞药；Ⅳ类，**钙通道阻滞药**。而羟甲戊二酰辅酶A还原酶抑制药属于血脂调节药。

[83～85] 解析：本题考查**抗心律失常药的结构特点**。选项A是**噻吗洛尔**，属于非选择性β受体拮抗药；选项B是**倍他洛尔**，属于选择性β_1受体拮抗药；选项C是**卡维地洛**，属于α,β受体拮抗药；选项D是**索他洛**

尔，属于钾通道阻滞药；选项E是**伊布利特**，也属于钾通道阻滞药。

86. 解析：本题考查**平均稳态血药浓度的计算**。这是考试中所涉及的一个重要的计算公式，X_0/τ指的是每天的给药量，根据情况直接带入公式计算即可。**平均稳态血药浓度** $C_{av} = FX_0/kV\tau$，$X_0/\tau = C_{av}kV/F = C_{av}Cl/F = 1\text{ng/ml} \times 100\text{ml}/（\text{h}\times\text{kg}）\times 55\text{kg}/80\% = 6.875\mu\text{g/h} = 0.17\text{mg/d}$

87. 解析：本题考查**治疗药物监测的适用范围**。地高辛需进行血药浓度监测的原因是毒性反应不易识别。

88. 解析：本题考查**临床应用及注意事项**。地高辛主要**肾脏排泄**，肾功能障碍患者需要减量。

89. 解析：本题考查**口服固体制剂的常用辅料**。片剂四大辅料包括：填充剂有乳糖、淀粉、微晶纤维素（MCC）等；崩解剂有交联聚维酮、羧甲基淀粉钠（CMS-Na）、低取代羟丙基纤维素（L-HPC）等；黏合剂有聚维酮（PVP）和羟丙基甲基纤维素（HPMC）等；润滑剂硬脂酸镁、滑石粉等。**肠溶型薄膜包衣材料**主要有醋酸纤维素酞酸酯（CAP）、**丙烯酸树脂类**（Ⅰ、Ⅱ、Ⅲ号）。

90. 解析：本题考查对**治疗指数**的理解。治疗指数为**药物LD_{50}与ED_{50}的比值**，A药和B药的LD_{50}与ED_{50}均相等，所以两药的治疗指数相等，故选项C正确。

91. 解析：本题考查对**安全范围**的理解。**安全范围为ED_{95}和LD_5之间的距离**，因为A药的ED_{95}和LD_5之间的距离大于B药，所以A药的安全范围大于B药，故选项A正确。

92. 解析：本题考查对**安全范围**的理解。**安全范围为ED_{95}和LD_5之间的距离**，因为A药的ED_{95}和LD_5之间的距离大于B药，所以A药的安全范围大于B药，安全范围值越大越安全，故选项 A 正确。

93. 解析：本题考查**常见唑类抗真菌药物的作用**。酮康唑适用于全身真菌感染，但由于体内治疗时肝毒性较大，而成为目前临床上首选的外用药。伏立康唑适用于治疗侵袭性曲霉病、耐药的念珠菌引起的严重侵袭性感染。咪康唑适用于皮肤感染。噻康唑用于阴道真菌感染。**氟康唑不受食物、抗酸药、组胺 H_2 受体阻断药类抗溃疡药物的影响，是治疗深部真菌感染的首选药。**

94. 解析：本题考查**不同镇痛药的作用**。吗啡和羟考酮均为阿片受体激动剂，具有成瘾性。舒芬太尼，临床用作辅助麻醉的药物。**曲马多用于中重度、急慢性疼痛的止痛**，几乎无成瘾性。布桂嗪是阿片受体的激动–拮抗剂，临床上用于各种疼痛，如神经痛、手术后疼痛、腰痛，连续使用本品可致耐受和成瘾。

95. 解析：本题考查**镇静催眠药的分类及作用**。艾司唑仑与三唑仑属于苯二氮䓬类药物。唑吡坦、艾司佐匹克隆与扎来普隆都属于非苯二氮䓬类药物，但只有**艾司佐匹克隆作用在 $GABA_A$ 受体 – 氯离子通道复合物的特殊位点上，与苯二氮䓬的结合位点完全不同。**

96. 解析：本题考查**口服液体制剂的常用防腐剂**。常用的防腐剂有：①**苯甲酸与苯甲酸钠**：一般用量为 $0.25\% \sim 0.4\%$，水中的溶解度为 0.29%，在 pH 4 的介质中作用最好。②**对羟基苯甲酸酯类**：亦称尼泊金类，有甲、乙、丙、丁四种酯。③**山梨酸与山梨酸钾**。④**其他防腐剂**：乙醇、甲酸、苯甲醇、甘油、三氯甲烷、桉油、桂皮油、薄荷油等均可作防腐剂使用。

97. 解析：本题考查维系蛋白质三级结构的动力。**疏水作用**是维系蛋白质三级结构最主要的动力。除疏水作用外，维系蛋白质的三级结构的动力还有**氢键、盐键（离子键）、范德瓦耳斯力和二硫键**等。故正确答案为 ABCDE。

98. 解析：本题考查对竞争性拮抗药的理解。竞争性拮抗药可使激动药量 – 效曲线**平行右移**（选项 A 正确），**但其最大效应不变，不影响激动药的效能**（选项 B 错误）。拮抗药无内在活性（选项 D 正确）。pA_2 值的大小反映竞争性拮抗药对其激动药的拮抗强度，药物的 pA_2 值越大，其拮抗作用越强。**与受体的亲和力可用拮抗参数 pA_2 表示**（选项 E 正确）。拮抗药具有较强亲和力（选项 C 错误）。

99. 解析：本题考查**吩噻嗪结构药物的作用区别**。选项 A 是**组胺 H_1 受体拮抗剂异丙嗪**，选项 BCDE 虽然具有吩噻嗪结构，但属于抗精神病药物。选项 B 是**盐酸氯丙嗪**，选项 C 是三氟丙嗪，选项 D 是**三氟拉嗪**，选项 E 是奋乃静。

100. 解析：本题考查哌啶类组胺 H_1 受体拮抗剂的结构与作用。选项 A 是特非那定，选项 B 是**非索非那定**，选项 C 是依巴斯汀，选项 D 是卡瑞斯汀，选项 E 是阿司咪唑。**哌啶类组胺 H_1 受体拮抗剂均为非镇静性抗组胺药**（选项 ABCDE 均属于该类药物）。此类药物对外周 H_1 受体具有高度选择性，无中枢抑制作用，没有明显的抗胆碱作用。

预测试卷（四）答案与解析

题号	1	2	3	4	5	6	7	8	9	10
答案	E	C	E	C	D	C	C	B	C	A
题号	11	12	13	14	15	16	17	18	19	20
答案	D	A	E	E	C	D	A	A	C	B
题号	21	22	23	24	25	26	27	28	29	30
答案	C	C	A	A	C	A	E	A	A	A
题号	31	32	33	34	35	36	37	38	39	40
答案	B	D	E	A	D	C	E	A	E	B
题号	41	42	43	44	45	46	47	48	49	50
答案	E	B	C	B	C	E	C	B	A	D
题号	51	52	53	54	55	56	57	58	59	60
答案	C	A	C	B	B	C	D	B	C	A
题号	61	62	63	64	65	66	67	68	69	70
答案	D	E	C	D	E	D	C	B	A	B
题号	71	72	73	74	75	76	77	78	79	80
答案	C	B	D	A	E	A	B	C	D	A
题号	81	82	83	84	85	86	87	88	89	90
答案	B	C	A	D	E	C	A	D	C	B
题号	91	92	93	94	95	96	97	98	99	100
答案	C	E	E	D	E	CE	BDE	ABDE	ABCD	DE

1. 解析：本题考查**药物命名**。化学药品通常有三种类型名称：药品**通用名、化学名和商品名**（选项 A 错误）。通常的药品名称指药品通用名称。药物在市场上销售时都有其**商品名，可以申请专利和行政保护**（选项 B 错误）。**药品通用名也称国际非专有药品名称**（选项 C 错误），是世界卫生组织推荐使用的名称。一个药物只有一个药品通用名，该名称无专利保护。药典中使用的名称为通用名（选项 E 正确）。如地西泮为通用名，化学名为 1 - 甲基 - 5 - 苯基 - 7 - 氯 - 1,3 - 二氢 - 2H - 1，4 - 苯并二氮杂䓬 - 2 - 酮。商品名不同生产厂家不同商品名。化学药品制剂名称基本形式为"原料药名称 + 给药途径 + 剂型名称"；或简略形式，即"原料药名称 + 剂型名称"。这里的原料药名称指的是通用名（选项 D 错误）。

2. 解析：本题考查**药物剂型按给药途径分类**。此分类方法的缺点是：**同一剂型因给药途径不同而分类为不同的类别**。如临床上的**氯化钠生理盐水**，可作为**注射剂，也可作为滴眼剂、滴鼻剂、灌肠剂**等使用。所以此种分类方法无法体现具体剂型的内在特点。

3. 解析：本题考查**药物制剂的稳定性**。药物制剂稳定性变化一般包括**化学、物理和生物学**三个方面。①**化学方面**：指药物因水解、氧化、还原、光解、异构化、聚合、脱羧，及药物相互作用产生化学反应，使药物含量（或效价）、色泽产生变化。②**物理方面**：指制剂物理性能发生变化，如混悬剂中粒子结块、结晶生长，乳剂分层，片剂崩解时限、溶出速度改变等。③**生物学方面**：指因**微生物污染滋长**，引起药物酶败分解变质，**引起发霉、腐败和分解**，其结果可产生有毒物质，降低疗效或增加不良反应（选项 E 正确）。

4. 解析：本题考查**药品标准质量要求中的附加事项**。附加事项是为药品的临床合理使用与贮藏提供必要的信息与要求，主要包括类别、规格、贮藏、制剂、标注、杂质信息等他项要求。贮藏中，**避光**：系指避免日光直射。**遮光**：系指用不透光的容器包装。**密闭**：系指将容器密闭，以防止尘土及异物进入（选项 C 正确）。**密封**：系指将容器密封，以防止风化、吸潮、挥发或异物进入。**阴凉处**：系指不超过 20℃，即贮藏于 10 ~ 20℃ 的常温环境。**凉暗处**：系指避光并不超过 20℃，即贮藏于 10 ~ 20℃ 的室内避光环境。**冷处**：系指 2 ~ 10℃，即贮藏于温度为 2 ~ 10℃ 的环境。**常温**：也称室温，系指 10 ~ 30℃。

5. 解析：本题考查 **ISO 9000 系列核心标准**。ISO 9000 系列标准包括：ISO 9000、ISO 9001、ISO 9004 和 ISO 19011。ISO 9000 《**质量管理体系—基础和术语**》：表述了质量管理体系的基本知识，为质量管理体系的其他标准奠定了基础。ISO 9001 《**质量管理体系—要求**》：规定质量管理体系要求，用于证实组织具有稳定提供满足顾客要求及适用法律法规要求的产品和服务的能力，目的在于增强顾客满意度。ISO 9004 《**质量管理体系—组织的质量—实现持续成功指南**》：提供质量管理体系的有效性和效率的指南。ISO 19011 《**管理体系审核指南**》：提供了管理体系审核的指南，包括审核原则、审核方案管理和管理体系的审核实施，以及评价参与审核过程的人员能力的指南。

6. 解析：本题考查**药品包装材料的分类**。药品的包装材料按使用方式可分为Ⅰ、Ⅱ、Ⅲ三类，Ⅰ类药包材指直接接触药品且直接使用的药品包装用材料、容器；Ⅱ类药包材指直接接触药品，但便于清洗，在实际使用过程中，经清洗后需要并可以消毒灭菌的药品包装用材料、容器；Ⅲ类药包材指Ⅰ、Ⅱ类以外其他可能直接影响药品质量的药品包装用材料、容器。

7. 解析：本题考查**微粒制剂的性质**。一般微粒制剂都具有靶向性。口服乳剂胃中会被降解和吸收，不具靶向性。

8. 解析：本题考查**注射剂的配伍及配伍禁忌**。**血液**由于其成分复杂，与药物的注射液混合后可能引起溶血、血细胞凝集等现象。另外血液不透明发生浑浊和沉淀时不易观察。

9. 解析：本题考查**助溶剂**。助溶剂可与**药物形成络合物、复盐或缔合物，多为低分子化合物**。而增溶剂多为表面活性剂，可以增加药物的溶解度。

10. 解析：本题考查**注射剂配伍变化–氧与二氧化碳的影响**。有些药物制成注射液时，需在安瓿内充入**惰性气体，以排除氧气，防止药物氧化**；磺胺嘧啶钠是碱性溶液，与惰性气体 CO_2 会发生反应，故应该通入 N_2。

11. 解析：本题考查**注射剂配伍变化**的主要原因。两性霉素 B 注射液，如果在**大量电解质**的输液中则能被电解质**盐析**出来，以致胶体粒子凝聚而产生沉淀。

12. 解析：本题考查**单室模型血管外给药**。血管外给药有吸收的过程，浓度先逐渐增加（选项 A 正确）。当吸收与体内消除相当时，达到最高血药浓度，曲线最高点，随后吸收减少，消除增加，最后只剩下消除（选项 E 错误），血药浓度逐渐减少。图中未说明是代谢还是排泄（选项 C 和 D 错误）。**单室模型药物分布瞬间完成，没有分布**（选项 B 错误）。

13. 解析：本题考查**药物动力学血药浓度–时间关系式**。关系式中仅含有 k 消除速率常数者即为单室静脉注射，含有 α（分布，双室才有分布）、β（消除）的为双室静脉注射。$(1-e^{-nk\tau})/(1-e^{-k\tau})$ 为**多剂量给药**，n 是给药的次数。

14. 解析：本题考查**易化扩散**。在小肠上皮细胞、脂肪细胞、血–脑屏障血液侧的细胞膜中，单糖类、氨基酸、季铵盐类药物的转运属于易化扩散。**易化扩散**与主动转运同样需要载体，**但顺浓度梯度，不耗能**。易化扩散能加快药物转运速度。

15. 解析：本题考查生物药剂学分类系统与制剂设计。BCS Ⅲ 类药物溶解度高，有**较低的渗透性**，生物膜是吸收的屏障，药物的**跨膜转运**是药物吸收的**限速过程**，代表药物有阿替洛尔、雷尼替丁。与其**相反的 BCS Ⅱ 类**，水溶解度较低但渗透性高的亲脂性分子药物，药物的**溶出**是吸收的限速过程，这两个容易出现在考点当中。

16. 解析：本题考查**片剂常用辅料的特点与作用**。枸橼酸或酒石酸与碳酸氢钠遇水产生二氧化碳气体，借助其气体的膨胀而使片剂崩解。

17. 解析：本题考查**口服乳剂的乳化剂**。①高分子化合物乳化剂：亲水性强，常用于制成 O/W 型乳剂，常见的有阿拉伯胶、西黄蓍胶、明胶、杏树胶、果胶等。②表面活性剂类乳化剂：有较强的亲水基和亲油基，乳化能力强。③固体粉末乳化剂：为不溶性细微的固体粉末，常用如硅皂土、氢氧化镁、氢氧化铝、二氧化硅、白陶土等，能被水更多润湿，可用于制备 O/W 型乳剂；而氢氧化钙、氢氧化锌、硬脂酸镁等，能被油更多润湿可用于制备 W/O 型乳剂。

18. 解析：本题考查**耳用制剂的处方分析**。氧氟沙星为主药，醋酸为 pH 调节剂，**甘油和 70% 乙醇为溶剂**。氧氟沙星为两性物质，碱性较强，故加醋酸使其成盐溶解。外耳道的正常 pH 为弱酸性。本品的 pH 值为 4.5～6.0，有助于抑制炎症发展。

19. 解析：本题考查对于酶的理解。结合酶指酶的催化活性除由蛋白质部分（酶蛋白）决定外，还需要非蛋白质的物质，即所谓酶的辅助因子，两者结合成的复合物称为全酶。对于结合酶而言，**只有全酶才具有催化活性**（选项 C 正确）。通常一种辅酶可与**多种不同的酶蛋白结合**，形成多种特异性的酶，以催化不同的化学反应（选项 A 错误）。辅基通常与酶蛋白以**共价键**牢固结合，在反应中不能离开酶蛋白（选项 B 错误）。酶的分子中存在许多功能基团，但并不是这些基团都与酶活性有关。一般将与酶活性有关的基团称为酶的必需基团。必需基团虽然在一级结构上可能相距很远，但在空间结构上彼此靠近，集中在一起形成具有一定空间结构的区域，该区域与底物相结合并将底物转化为产物，这一区域称为**酶的活性中心**（选项 D 错误）。脂肪酶属于**水解酶类**（选项 E 错误）。

20. 解析：本题考查对胆固醇代谢的理解。胆固醇体内合成的原料是**乙酰 CoA**（选项 B 正确）。**内源性合成**是机体胆固醇最主要的来源（选项 A 错误）。由 HMG - CoA 还原为羟甲戊酸（MVA），该阶段**仅包括一步反应**，但其是整个胆固醇合成反应途径的限速反应（选项 C 错误）。HMG - CoA **还原酶**是胆固醇合成途径中的调节酶，该酶活性的调节不仅是机体胆固醇合成代谢调节中的关键所在，而且也是调血脂药作用的中心环节（选项 D 错误）。**胆汁酸**是机体胆固醇最主要的转化产物（选项 E 错误）。

21. 解析：本题考查药物治疗作用的区分。使用硝酸甘油缓解心绞痛属于**对症治疗**，指的是指用药后能改善患者疾病的症状（选项 C 正确）。B 选项为用药后能消除原发致病因子，治愈疾病的药物治疗，即**对因治疗**。A 选项和 D 选项为补充体内营养或代谢物质不足的**补充疗法**（又称**替代疗法**）。E 选项为对症治疗和对因治疗两种治疗相辅相成的**标本兼治**。

22. 解析：本题考查对不良反应的理解。**特异质反应**是指少数特异体质患者对某些药物反应异常敏感，特异质反应多是先天遗传异常所致的反应。先天性葡萄糖 - 6 - 磷酸脱氢酶缺乏的疟疾患者服用磺胺类药物后，发生急性溶血性贫血属于**特异质反应**（选项 C 正确）。**毒性反应**是指在剂量过大或药物在体内蓄积过多时发生的危害性反应（选项 A 错误）。**后遗效应**是指在停药后，血药浓度

已降至最小有效浓度以下时残存的药理效应（选项 B 错误）。**停药反应**是指患者长期应用某种药物，突然停药后出现原有疾病加剧的现象，又称回跃反应或反跳（选项 D 错误）。**依赖性**是在长期应用某种药物后所造成的一种强迫要求连续或定期使用该药的行为或其他反应（选项 E 错误）。

23. 解析：本题考查对受体的亲和力和内在活性的理解。K_D 表示药物与受体的**亲和力**，其值等于 EC_{50}。将 K_D 的负对数（$-\lg K_D$）称为亲和力指数（pD_2），其值与亲和力成正比。内在活性用 α 表示，$0 \leq \alpha \leq 1$。a、b、c 三药与受体的亲和力（pD_2）相等，但内在活性（E_{max}）大小顺序为 a > b > c。x、y、z 三药与受体的亲和力（pD_2）大小顺序为 x < y < z，但内在活性（E_{max}）相等。

24. 解析：本题考查对第三信使的理解。**第三信使**是指负责细胞核内外信息传递的物质，包括**转录因子**等，其转导蛋白以及某些癌基因产物，参与基因调控、细胞增殖和分化以及肿瘤的形成等过程（选项 A 正确）。一氧化氮即属于第一信使又属于第二信使（选项 B 错误）。$cGMP$、IP_3 和 PGs 属于第二信使（选项 C，D 和 E 错误）。

25. 解析：本题考查对受体调节的理解。**是因长期应用拮抗药，造成受体数量或敏感性提高的现象为受体增敏。**

26. 解析：本题考查遗传药理学与个体化用药的内容。**亚洲人中近 20% 为 CYP2C19 的突变纯合子形式，为奥美拉唑的弱代谢型。导致奥美拉唑代谢率低，需调整剂量**（选项 A 正确）。其他选项的过敏率、发病率、价格和饮食结构与本题无关。

27. 解析：本题考查对药物毒性作用的机制的理解。磺胺类可使红细胞中的血红蛋白转变成高铁血红蛋白引起高铁血红蛋白血症，**红细胞内血红蛋白的再生滞后，导致血液输氧能力明显下降**。这属于药物抑制氧的吸收、运输和利用导致的毒性，故选项 E

正确。

28. 解析：本题考查对特质性药物毒性的理解。非甾体抗炎药罗非昔布为选择性 COX－2 抑制剂，因强力抑制 COX－2 而不抑制 COX－1，导致 PGI_2 产生受阻而 TXA_2 不受影响，从而增强了血小板聚集和血管收缩，引发血管栓塞事件，属于**药物选择性差异引起的毒副作用，不属于因药物在体内代谢生成有反应活性物质而引发的特质性药物毒性（选项 A 正确）。**药物在体内发生代谢作用，生成有反应活性的物质，引发毒性作用，这类毒性被称作**特质性药物毒性，**非甾体抗炎药双氯芬酸引发肝脏毒性、β 受体拮抗剂普拉洛尔引发特质性硬化性腹膜炎、非甾体抗炎药舒多昔康引发肝脏毒性和过氧化酶体增殖激活 γ 受体（PPARγ）激动药曲格列酮引起的肝脏毒性均属于特质性药物毒性。

29. 解析：本题考查对第 2 类溶剂的理解。**第 2 类溶剂：应限制的溶剂。**该类溶剂属于非遗传毒性动物致癌物，或可能导致其他不可逆毒性如神经毒性或致畸性的溶剂，甚至可能有其他严重但可逆的毒性的溶剂。**该类溶剂包括：**氯苯、甲苯、三氯甲烷、二氯甲烷、环己烷、甲醇、乙腈、乙二醇、四氢呋喃等共 31 种（选项 A 正确）。四氯化碳和苯属于第 1 类溶剂（选项 B 和 C 错误）。丙酮和乙酸属于第 3 类溶剂（选项 D 和 E 错误）。

30. 解析：本题考查 ACE 抑制药的构效关系。ACE 是一个**立体选择性**的药物靶点。由于临床上的 ACE 抑制药是模拟二肽或三肽作为酶的底物而起作用的，因此假想它们必须包含与自然界的 *L*－氨基酸构型一致的一个立体化学结构，若改变羧基端氨基酸的构型，抑制活性会减少 100～1000 倍。在依那普利及其他双羧酸的 ACE 抑制药中，都满足 *S,S,S* 的构型并得到较佳的酶抑制活性。巯基**可用羧基或膦酸基替代（选项 A 正确）；**酯化后活性更高，不良反应减少。

31. 解析：本题考查洛伐他汀的构效关系。洛伐他汀是**天然的 HMG－CoA 还原酶抑**制，但由于分子中存在内酯结构，所以**体外无 HMG－CoA 还原酶抑制作用，**需进入体内后分子中的羟基内酯结构水解为 3,5－二羟基戊酸才表现出活性（选项 B 错误）。关键药效团 3,5－二羟基戊酸与其骨架氢化萘环间，存在乙基连接链，洛伐他汀结构含有 8 个手性中心，若改变手性中心的构型，将导致活性的降低。但氢化萘环上酯侧链的立体化学对活性影响不大。

32. 解析：本题考查血管紧张素 Ⅱ 受体拮抗药的基本结构。血管紧张素 Ⅱ 受体拮抗药是含有酸性基团的**联苯**结构，酸性基团可以为**四氮唑环**也可以是羧基。选项 ABCE 的化学结构中均含有四氮唑环。只有选项 D 的结构中不含四氮唑基，分子中的酸性基团为羧酸基。

33. 解析：本题考查 β 受体拮抗药的结构与作用。选择性 $β_1$ 受体拮抗药的选择性是相对的，是与 $β_1$ 受体的结合能力相对大于与 $β_2$ 受体的结合能力，即在低于拮抗 $β_2$ 受体激动所需的浓度时即能拮抗 $β_1$ 受体的激动，而在较高的浓度和剂量下 $β_1$ 选择性消失。选项 A 是阿普洛尔，选项 B 是氧烯洛尔，选项 C 是吲哚洛尔，选项 D 是纳多洛尔，均为**常用的非选择性 β 受体拮抗药。**选项 E 是倍他洛尔，为较新的选择性 $β_1$ 受体拮抗药。

34. 解析：本题考查硝苯地平的结构与作用。硝苯地平为**对称结构**的二氢吡啶类药物，口服后吸收迅速、完全。药物在**肝脏内**转换为无活性的代谢产物，约 80% 经肾排泄，20% 随粪便排出。硝苯地平能**抑制心肌对钙离子的摄取，**降低心肌兴奋－收缩偶联中 ATP 酶的活性，使心肌收缩力减弱，降低心肌耗氧量，增加冠脉血流量。还可通过扩张周边血管，降低血压，改善脑循环。用于**治疗冠心病，缓解心绞痛。**硝苯地平适用于各种类型的高血压，对顽固性、重度高血压和伴有心力衰竭的高血压患者也有较好疗效。

35. 解析：本题考查 1,4 - 二氢吡啶类钙通道阻滞药的结构特点。选项 ABCDE 都含有 1,4 - 二氢吡啶环的基本结构，其中只有**依拉地平**的 4 位为 2,1,3 - 苯并氧杂草二唑环。

36. 解析：本题考查**维拉帕米的结构与作用**。维拉帕米属于芳烷基胺类**钙通道阻滞药**，分子中含有**手性碳原子**，**右旋体**比左旋体的作用强得多，**现用外消旋体**。经紫外线照射 2 小时后，则降解 50%。维拉帕米口服吸收后，经**肝脏代谢**，生物利用度为 20%，维拉帕米的代谢物主要为 N - 脱甲基化合物，也就是去甲维拉帕米。去甲维拉帕米保持了大概 20% 的母体活性，并且能够达到甚至超过母体的稳定血药浓度。

37. 解析：本题考查**香豆素类抗凝血药物的结构与作用**。香豆素类抗凝血药物是一类含 4 - 羟基香豆素基本结构的药物，口服有效，体外无抗凝作用。香豆素类抗凝药可以**抑制维生素 K 环氧还原酶**，阻止维生素 K 由环氧型向氢醌型转变，从而影响凝血因子 Ⅱ、Ⅶ、Ⅸ、Ⅹ 的活性。图中结构为华法林，本品结构中含有**一个手性碳**，S - **异构体**的抗凝活性是 R - 异构体的 4 倍，药用其外消旋体。

38. 解析：本题考查**氯吡格雷的结构**。氯吡格雷是血小板二磷酸腺苷受体拮抗药，有一个**手性碳原子**，为 S - **构型**，本品体外无活性，为前药。口服后经 CYP 酶系转化，再经水解形成噻吩环开环的活性代谢物。

39. 解析：本题考查**肾上腺皮质激素类药物的构效关系**。在 C_1、C_2 引入双键，例如醋酸氢化可的松引入双键得到醋酸氢化泼尼松，其抗炎活性增大 4 倍，不增加钠潴留作用，原因可能是由于 A 环几何形状改变所致，从半椅式变为平船式构象，增加了与受体的亲和力和改变了药代动力学性质（选项 A 正确）。在甾体激素中引入氟原子，已成为获得强效糖皮质激素类药物的最重要手段，

6α - 或 9α - 氟代皮质激素的活性显著增加（选项 B 正确）。在皮质激素中引入 16 - 甲基也是结构改变的重要手段，它使抗炎活性增加，钠潴留减少（选项 C 正确）。21 - 位酯化衍生物做成其前药，除可增加口服的吸收率外，也可适应制备外用软膏剂的需要，增加其溶解性（选项 D 正确）。**氟替卡松分子**中存在具有活性的 17 位 β - 羧酸酯，水解成 β - 羧酸则不具活性，口服时经水解可失活，能避免皮质激素的全身作用（选项 E 错误）。

40. 解析：本题考查**选择性雌激素受体调节剂的结构与作用**。图中结构为他莫昔芬，属于非甾体类三苯乙烯衍生物，用于治疗雌激素依赖型的乳腺癌。该药在肝内代谢，给药后由 CYP3A4 进行脱甲基化得到其主要的代谢物 N - 脱甲基他莫昔芬（选项 ACDE 正确）。E 型具有弱雌激素活性，Z 型则具有抗雌激素作用，药用 Z 型异构体（选项 B 错误）。

[41~43] 解析：本题考查**药物制剂稳定化方法**。常用的水溶性抗氧剂有亚硫酸钠、亚硫酸氢钠、焦亚硫酸钠、硫代硫酸钠、硫脲、维生素 C、半胱氨酸等，其中**焦亚硫酸钠、亚硫酸氢钠**适用于**弱酸性溶液**，**硫代硫酸钠、亚硫酸钠**适用于**弱碱性溶液**。常用的**油溶性抗氧剂**有叔丁基对羟基茴香醚（BHA）、2,6 - 二叔丁基对甲酚（BHT）、**维生素 E** 等。

[44~47] 解析：本题考查**制药用水的分类和应用**。制药用水包括**纯化水、注射用水**与**灭菌注射用水**等。**纯化水**作为配制普通药物制剂的溶剂或实验用水，口服、外用制剂配制用溶剂或稀释剂。纯化水不得用于注射剂的配制与稀释。**注射用水**可作为注射剂、滴眼剂等的溶剂或稀释剂及容器的清洗溶剂，是纯化水蒸馏所得。**灭菌注射用水**用作注射用灭菌粉末的溶剂或注射液的稀释剂。

[48~51] 解析：本题考查注射液的附加剂。规格为每 1ml 含 10mg 氟比洛芬酯。氟

比洛芬酯为氟比洛芬的前体药物；精制大豆油为**油溶剂**；卵磷脂为**乳化剂**、二油酰基磷脂酰丝氨酸作为**稳定剂**，可维持注射剂质量；甘氨酸为**渗透压调节剂**；pH 调节剂将初乳 pH 调至 6.0～7.0，可有效防止药物水解损失。

[52～54]解析：本题考查**口服固体制剂的常用辅料**。片剂常用**稀释剂**主要有淀粉、乳糖、糊精、蔗糖、预胶化淀粉、微晶纤维素（MCC，亦有"干黏合剂"之称）。**崩解剂**有干淀粉、低取代羟丙基纤维素（L-HPC）、羧甲淀粉钠（CMS-Na）、交联羧甲基纤维素钠（CCMC-Na）、交联聚维酮（PVPP）以及泡腾崩解剂（碳酸氢钠和枸橼酸）。常用**黏合剂**有淀粉浆、甲基纤维素（MC）、羟丙基纤维素（HPC）、羟丙基甲基纤维素（HPMC）、羧甲基纤维素钠（CMC-Na）、乙基纤维素（EC，水不溶）、聚维酮（PVP）等。**润滑剂**（广义）有硬脂酸镁（MS）、微粉硅胶、滑石粉、氢化植物油、聚乙二醇类、十二烷基硫酸钠等。常用的**芳香剂**包括各种芳香油、香精等；甜味剂包括阿司帕坦、蔗糖等

[55～57]解析：本题考查**表面活性剂的分类**。①阴离子型：高级脂肪酸盐、**硫酸化物**、磺酸化物等。多用于外用制剂。②**阳离子型：**毒性较大，主要用于皮肤、黏膜和手术器材的消毒。常用品种有苯扎氯铵、苯扎溴铵。苯扎氯铵（商品名为洁尔灭）、苯扎溴铵（商品名为新洁尔灭）。③**两性离子：**卵磷脂类可用于口服和注射。④**非离子型：**如脂肪酸山梨坦类（司盘）、聚山梨酯（吐温）、蔗糖脂肪酸酯、聚氧乙烯-聚氧丙烯共聚物（泊洛沙姆）等。

[58～62]解析：本题考查对 **RNA 种类的理解**。蛋白质合成中的接合器分子，可携带氨基酸转运到核蛋白体的是转运 RNA，即 tRNA（选项 B 正确）。细胞内含量最多的 RNA，与核糖体蛋白质构成核糖体的是核蛋

白体 RNA，即 rRNA（选项 C 正确）。作为 DNA 遗传信息传递至细胞质的中间物，决定蛋白质氨基酸序列的是信使 RNA，即 mRNA（选项 A 正确）。参与 hnRNA 成熟转变为 mRNA 过程中的 RNA 剪接的是核小 RNA，即 snRNA（选项 D 正确）。参与转录后的调控，通过同源 RNA-RNA 相互作用，促进靶 RNA 降解，特异地阻断基因的表达的是小干扰 RNA，即 siRNA（选项 E 正确）。

[63～64]解析：本题考查**常见的休克特点**。心泵功能障碍导致的心排血量减少，血压在休克早期就显著下降的休克为**心源性休克**（选项 C 正确）。Ⅰ型变态反应即速发型超敏反应，常伴有荨麻疹以及呼吸道和消化道的过敏症状，发病急骤，血容量和回心血量急剧减少，动脉血压迅速而显著地下降的休克为**过敏性休克**（选项 D 正确）。

[65～69]解析：本题考查对药物作用机制的理解。消毒防腐药对蛋白质有变性作用，因此只能用于体外杀菌或防腐，属于**非特异性作用的作用机制（选项 E 正确）**。胰岛素治疗糖尿病属于**补充体内物质（选项 D 正确）**。氢氧化铝酸药中和胃酸，治疗胃溃疡是通过改变细胞周围环境的理化性质而起作用（选项 C 正确）。丙磺舒竞争性抑制肾小管对弱酸性代谢物的转运体，抑制原尿中尿酸再吸收而用于痛风的治疗，属于**影响转运体起作用**（选项 B 正确）。环孢素抑制器官移植的排斥反应是通过**影响免疫功能起作用**（选项 A 正确）。

[70～71]解析：本题考查药物对免疫系统的毒副作用的理解。能抑制免疫细胞增殖的药物是环磷酰胺（选项 B 正确），能抑制免疫细胞分化的药物是雷帕霉素（选项 C 正确）。保泰松、非那西丁、异烟肼引发变态反应Ⅱ型过敏反应。

[72～75]解析：本题考查**抗胆碱类平喘药的结构与作用**。选项 A 是**异丙托溴铵**，是阿托品的 *N*-异丙基类似物，主要用于缓

解与 COPD 相关的支气管痉挛。选项 B 是**噻托溴铵**，是 N – 甲基东莨菪碱的 α,α – 二噻吩衍生物，是颠茄中天然存在的东莨菪碱的季铵类似物；当吸入时，可以被认为是一种针对肺部的特定部位局部药物。选项 C 是**阿地溴铵**，与噻托溴铵含有相同的侧链，噻托溴铵结构中 N – 甲基东莨菪碱部分被 N – 苯氧基丙基 – 1 – 氮杂双环［2,2,2］辛烷环取代，用于慢性阻塞性肺疾病的吸入治疗。选项 D 是**乌美溴铵**，在结构上与阿地溴铵类似，具有相同的氮杂双环体系，但是噻吩基环被苯基取代，并且 N – 芳烷基醚的氧原子在碳链中的位置发生了变化，用于 COPD 患者气流阻塞的长期维持治疗。选项 E 是**格隆溴铵**，是一种氨基醇酯抗胆碱能药，吡咯烷环的氮原子被两个甲基取代实现季铵化，适用于 COPD 的吸入治疗。

［76～79］解析：本题考查**不同类型药物的特征结构**。选项 A 是不可逆质子泵抑制药**泮托拉唑**；选项 B 是香豆素类抗凝血药物**华法林**；选项 C 是小分子凝血酶抑制药**达比加群酯**，属于酯化后的前药形式；选项 D 是小分子凝血酶抑制药**阿加曲班**，具有特征性的精氨酸、哌啶和喹啉的三脚架结构；选项 E 是凝血因子Ⅹa 抑制药**阿哌沙班**。

［80～82］解析：本题考查**甾体激素类药物的基本母核**。三种甾烷的 13 位都连有甲基；但雄甾烷还有 10 位甲基，雌甾烷则没有 10 位甲基；孕甾烷结合了雌甾烷和雄甾烷的特征，还多了 17 位的乙烷基。选项 A 为孕甾烷的基本母核，选项 B 为雄甾烷的基本母核，选项 C 为雌甾烷的基本母核，选项 D 为可的松，选项 E 为曲安西龙。

［83～85］解析：本题考查**甾体激素类药物的结构特点**。**地塞米松**为糖皮质激素。雌二醇、雌酮和尼尔雌醇均为雌激素类药物，其中只有**尼尔雌醇**的结构中含有乙炔基。**已烯雌酚**属于**非甾体的雌激素激动剂**。

86. 解析：本题考查**蛋白结合率**。原因是患者同时应用阿司匹林和格列本脲**两种蛋白结合率较高药物**，格列本脲蛋白结合率 95%。阿司匹林及其代谢产物水杨酸盐将与蛋白结合的格列本脲置换出来，使游离的格列本脲浓度升高，从而引起低血糖。

87. 解析：本题考查**口服降糖药分类**。口服糖尿病治疗药物主要有促胰岛素分泌药、胰岛素增敏剂、α – 葡萄糖苷酶抑制药、醛糖还原酶抑制药、二肽基肽酶 – 4 抑制药和钠 – 葡萄糖协同转运蛋白 2 抑制药。常用的磺酰脲类促胰岛素分泌药包括：甲苯磺丁脲、格列齐特、格列本脲等。

88. 解析：本题考查**绝对生物利用度**的计算。绝对生物利用度 $36/40 \times 100\% = 90\%$。

89. 解析：本题考查**洛美沙星性质和临床应用**。喹诺酮类合成抗菌药构效关系研究表明，8 位氟原子取代基可提高口服生物利用度，可达到 $95\% \sim 98\%$，口服吸收迅速、完全且稳定性强，口服后仅有 5% 的药物经生物转化后代谢，$60\% \sim 80\%$ 的药物以原型从尿液中排出，但 8 位氟原子取代可增加其光毒性。

90. 解析：本题考查对亲和力的理解。**药物与受体的亲和力的其值等于 ED_{50}**。该新药的亲和力为 20。

91. 解析：本题考查对治疗指数的理解和计算。LD_{50} 与 ED_{50} 的比值称为治疗指数，该药的治疗指数为 30。

92. 解析：本题考查对药物安全性的理解和计算。治疗指数越大药物相对越安全。但以治疗指数评价药物的安全性，并不完全可靠，因为没有考虑药物在最大有效量时的毒性。较好的药物安全指标是 ED_{95} 和 LD_5 之间的距离，称为**药物安全范围，其值越大越安全**。

93. 解析：本题考查**氯丙嗪的代谢**。氯丙嗪 5 位 S 经氧化后生成亚砜及其进一步氧化成砜，两者均为无代谢活性的产物。苯环的氧化以 7 – 羟氯丙嗪活性代谢物为主，羟基氧化物可进一步在体内烷基化，生成相应的甲氧基氯丙嗪。侧链去 N-甲基可生成单脱甲基氯丙嗪及双脱甲基氯丙嗪，这两种代谢产物在体内均可与多巴胺 D_2 受体作用，均为活性代谢物。选项 E 不属于氯丙嗪的代谢反应。

94. 解析：本题考查丁酰苯类抗精神药物的结构特点。氯氮平、喹硫平、奥氮平属于二苯并二氮䓬类药物。三氟哌多、氟哌利多都属于丁酰苯类抗精神药物，其中三氟哌多的苯环上含有 3-三氟甲基，主要用于精神分裂症；尚可用作镇静治疗的辅助剂和止吐。

95. 解析：本题考查利培酮的结构与作用。利培酮是按照**骈合原理**设计的非经典抗精神病药物，设计思路是为了得到作用于**多靶点**的抗精神病药，将选择性 5-HT_{2A} 受体拮抗药**利坦色林**中的噻唑并嘧啶酮用其生物电子等排体哌啶并嘧啶酮替代，而分子中的 1,2-苯并异噁唑相当于强效 DA_2 受体拮抗药**氟哌啶醇**中的对氟苯基哌啶片段。骈合后成为高选择性的 $5HT_2/DA_2$ **受体平衡拮抗药**，疗效高而锥体外系不良反应很少。利培酮在肝脏受 P450 酶催化氧化，生成 9-羟基化合物帕利哌酮也具有抗精神病活性。

96. 解析：本题考查非线性药动学。非线性药动学过程通常用米氏（Michaelis-Menten）方程来表征，$-dC/dt = V_mC/(K_m + C)$ 式中 $-dC/dt$ 为药物浓度在 t 时间的下降速度，V_m **为药物消除过程的理论最大速度**，K_m 为 Michaelis **常数**，简称米氏常数，是指药物消除速度为 V_m 一半时的血药浓度。

97. 解析：本题考查口服胶囊剂的分类和特点。由于胶囊壳主要由明胶、甘油和水组成。**明胶属于蛋白质**，甘油溶解于水中。一些药物不适宜制备成胶囊剂，例如：①会导致囊壁溶化的**水溶液或稀乙醇溶液**药物；②会导致囊壁软化的**风化性**药物；③会导致囊壁脆裂的**强吸湿性**的药物；④会导致明胶变性的**醛类**药物；⑤会导致囊材软化或溶解的**含有挥发性、小分子有机物的液体**药物；⑥会导致囊壁变软的 O/W 型乳剂。

98. 解析：本题考查对药物性心肌炎的理解。药物性心肌炎包括**超敏性心肌炎**与**中毒性心肌炎**（选项 A 正确）。**临床引起超敏性心肌炎的药物**有青霉素、异烟肼、磺胺类药物、两性霉素 B、氨苄西林、麻黄碱、吲哚美辛、四环素、氯霉素、链霉素、头孢克洛、甲基多巴、氯氮平等（选项 B 正确）。超敏性心肌炎的发生**无药物剂量依赖性**（选项 C 错误）。中毒性心肌炎**有药物剂量依赖性**（选项 D 正确）。**引起中毒性心肌炎的药**物有环磷酰胺、某些抗精神病类药、某些抗寄生虫药等（选项 E 正确）。

99. 解析：本题考查三环类组胺 H_1 受体拮抗剂的结构与作用。选项 A 是**异丙嗪**，选项 B 是**赛庚啶**，选项 C 是**酮替芬**，选项 D 是**阿扎他定**，选项 E 是**氯雷他定**。选项 ABCD 都具有**中枢抑制作用**。选项 D 阿扎他定的结构进行改造得到了一系列**非镇静性 H_1 受体拮抗剂**，如氯雷他定，这些药物的共同特点是苯环上引入氯原子，不同的是哌啶环氮原子上的取代基。

100. 解析：本题考查咔唑类 5-HT_3 拮抗剂止吐药的结构特征。选项 AC 分别是吲哚衍生物，**托烷司琼、多拉司琼**。选项 B 是吲唑衍生物，**格拉司琼**。选项 DE 分别是咔唑衍生物，**昂丹司琼、阿洛司琼**。